ANATOMIA DA NATAÇÃO

ANATOMIA DA NATAÇÃO

Ian McLeod

Manole

Título do original em inglês: *Swimming Anatomy*
Copyright © 2010 by Ian A. McLeod

Este livro contempla as regras do Acordo Ortográfico da
Língua Portuguesa de 1990, que entrou em vigor no Brasil.

Tradução   Paulo Laino Cândido
            Professor Adjunto da Disciplina de Anatomia
            da Universidade Santo Amaro (Unisa)
            Mestrado em Ciências Morfofuncionais
            pela Universidade de São Paulo (USP)

Diagramação   Depto. editorial da Editora Manole

Capa   Depto. de arte da Editora Manole

Dados Internacionais de Catalogação na Publicação (CIP)
(Câmara Brasileira do Livro, SP, Brasil)

McLeod, Ian A.
Anatomia da natação/Ian A. McLeod; [tradução Paulo Laino Cândido]. –
Barueri, SP: Manole, 2010.

Título original: Swimming anatomy
ISBN 978-85-204-3117-7

1. Lesões esportivas aquáticas 2. Natação – Aspectos fisiológicos
3. Natação – Treinamento I. Título.

10-07106   CDD-797.21

Índices para catálogo sistemático:
1. Natação: Exercícios: Esporte   797.21

Todos os direitos reservados.
Nenhuma parte deste livro poderá ser reproduzida, por
qualquer processo, sem a permissão expressa dos editores.
É proibida a reprodução por xerox.

A Editora Manole é filiada à ABDR – Associação Brasileira
de Direitos Reprográficos.

1ª edição brasileira – 2010

Direitos em língua portuguesa adquiridos pela:
Editora Manole Ltda.
Av. Ceci, 672 – Tamboré
06460-120 – Barueri – SP – Brasil
Tel.: (11) 4196-6000 – Fax: (11) 4196-6021
www.manole.com.br
info@manole.com.br

Impresso no Brasil
Printed in Brazil

SUMÁRIO

CAPÍTULO **1** **O NADADOR EM MOVIMENTO** 1

CAPÍTULO **2** **MEMBROS SUPERIORES** 11

CAPÍTULO **3** **OMBROS** 33

CAPÍTULO **4** **TÓRAX** 61

CAPÍTULO **5** **ABDOME** 85

CAPÍTULO **6** **DORSO** 113

CAPÍTULO **7** **MEMBROS INFERIORES** 141

CAPÍTULO **8** **TREINAMENTO CORPORAL GLOBAL** .. 173

Índice de exercícios   189

Sobre o autor   193

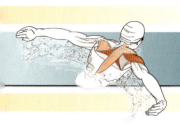
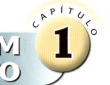

O NADADOR EM MOVIMENTO

CAPÍTULO 1

Anatomia da natação é um guia visual sobre o funcionamento do aparelho locomotor nos quatro nados de competição e traz uma lista de exercícios específicos para natação realizados fora da água e na sala de musculação. Esses exercícios o ajudarão a melhorar seu desempenho e a obter vantagem competitiva. Exemplos específicos permitirão a você escolher exercícios que trabalhem os músculos mais usados em cada nado, nas saídas e viradas, para que possa obter os melhores resultados de seu programa. Isso abrange exercícios que podem ajudá-lo a prevenir lesões por meio do fortalecimento de músculos estabilizadores fundamentais e a reduzir desequilíbrios musculares. Para que você possa compreender melhor como esses exercícios aumentam o desempenho, estão incluídas descrições funcionais dos vários músculos que impelem um nadador através da água e orientações sobre a utilização dos exercícios selecionados para trabalhar esses músculos. Este primeiro capítulo fornece uma visão geral dos principais músculos utilizados nos movimentos de pernas e durante as fases de propulsão e de recuperação dos nados Crawl, Borboleta, Costas e Peito. Além disso, também traz descrições de alguns princípios de força e condicionamento e sua relação com o desenvolvimento de um programa específico para natação fora da água. Os Capítulos 2 a 8, organizados de acordo com as principais partes do corpo, contêm exercícios e suas respectivas ilustrações, além de descrições e instruções que podem ser acompanhadas com facilidade. As ilustrações anatômicas que acompanham os exercícios são marcadas com códigos em cores para indicar os músculos primários e secundários e os tecidos conectivos descritos em cada exercício e movimento específico da natação.

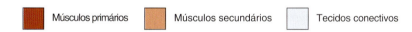

Músculos primários   Músculos secundários   Tecidos conectivos

Os nadadores enfrentam vários desafios peculiares não encontrados pelos atletas da maior parte dos esportes terrestres. O primeiro desafio é a natureza corporal global de todos os nados de competição, os quais envolvem movimentos dos membros superiores e inferiores. É necessário esforço coordenado do aparelho locomotor para mover corretamente cada parte do corpo a fim de se obter a máxima eficiência do movimento na água. Para visualizar esse esforço coordenado, imagine o corpo como uma longa corrente e cada segmento corporal como um elo dessa corrente. Visto que todos os segmentos são interligados, o movimento de um deles afeta todos os outros. Essa conexão, geralmente designada cadeia cinética, permite que a potência gerada pelos membros superiores seja transferida através do tronco para os membros inferiores. No entanto, se um elo da corrente estiver fraco, poderá ocorrer perda da potência transferida, os movimentos corporais poderão ficar descoordenados e poderá aumentar o risco de lesão.

Outra exigência única da natação é que os nadadores precisam criar sua própria base de sustentação. Ao contrário de atletas de esportes terrestres, que possuem uma superfície estável para apoiarem-se, o nadador tem que gerar sua própria base de sustentação, pois a maior parte do treinamento é realizada na água. O segredo para interconectar membros superiores e inferiores na água e ao mesmo tempo criar uma base firme de sustentação é ter um *core* forte e estável. A melhor forma de se pensar o *core* é como a base sobre a qual se desenvolvem os músculos das partes superior e inferior do corpo. Mesmo uma casa resistente e bem projetada em algum momento ruirá se a fundação (base) for fraca.

Sem dúvida, nadar é o modo mais eficaz de tornar-se um nadador melhor e mais rápido, mas vários componentes extra-aquáticos desempenham importante papel no seu desenvolvimento como nadador. Um deles é um programa em solo bem planejado, baseado na avaliação da relação entre a organização muscular do corpo e a mecânica do nado. Quando utilizados na natação, os músculos agem principalmente como motores ou estabilizadores de um segmento do corpo. Um exemplo de músculo que age como motor é o latíssimo do dorso, conhecido também como lats, movimentando o braço na água durante a fase de propulsão em todos os nados de competição. A musculatura abdominal do *core*, em atividade quase constante, é um excelente exemplo de grupo muscular que funciona como mecanismo de estabilização. Ambas as funções são essenciais para a mecânica adequada do nado e o movimento eficiente na água. As descrições dos padrões de recrutamento muscular para cada um dos quatro nados são classificadas como ativas durante as fases de propulsão, recuperação e pernadas.

 Nado Crawl

 Nado de Costas

 Nado de Peito

 Nado Borboleta

 Saídas e viradas

Em todos os exercícios descritos nos capítulos subsequentes, você notará um grupo de cinco ícones, um para cada um dos tipos de nado e também para as saídas e viradas. O objetivo desses ícones é identificar os exercícios mais adequados para um determinado nado ou para saídas e viradas.

Nado Crawl

Quando a mão entra na água, o punho e o cotovelo a seguem e o braço é estendido até a posição inicial da fase de propulsão. A rotação da escápula para cima permite que o nadador atinja a posição estendida na água. A partir dessa posição, a primeira parte da fase de propulsão começa com o agarre. Os primeiros movimentos são gerados pela parte clavicular do peitoral maior. Então, o latíssimo do dorso entra rapidamente no movimento para auxiliar o peitoral maior. Esses dois músculos geram a maior parte da força durante a puxada na água, principalmente durante a segunda metade desta. Os flexores do punho agem para manter o punho levemente flexionado durante toda a fase de propulsão. Os flexores do

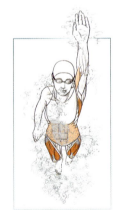

cotovelo (bíceps braquial e braquial) começam a se contrair no início do agarre, levando gradualmente o cotovelo da extensão completa até cerca de 30° de flexão. Durante a parte final da fase de propulsão, o tríceps braquial age para estender o cotovelo, levando a mão para trás e para cima em direção à superfície da água, terminando, assim, essa fase. A quantidade total de extensão realizada depende da mecânica específica da braçada e do ponto em que a recuperação é iniciada. O deltoide e o manguito rotador (supraespinal, infraespinal, redondo menor e subescapular) são os músculos primários ativos durante a fase de recuperação, atuando de modo a levar o braço e a mão para fora da água, próximos aos quadris, e depois de volta à posição acima da cabeça, para que entrem novamente na água. Na verdade, os movimentos dos braços durante o nado Crawl são alternados, ou seja, enquanto um deles está na fase de propulsão, o outro está em processo de recuperação.

Vários grupos musculares funcionam como estabilizadores durante as fases de propulsão e recuperação. Um dos grupos fundamentais é o dos estabilizadores da escápula (peitoral menor, romboide, levantador da escápula, partes transversa e ascendente do trapézio e serrátil anterior) que, como o nome indica, servem para ancorar ou estabilizar a escápula. O funcionamento adequado desse grupo muscular é importante porque todas as forças de propulsão geradas pelo braço e pela mão dependem de uma base firme de sustentação proporcionada pela escápula. Além disso, os estabilizadores da escápula trabalham com o deltoide e o manguito rotador para reposicionar o braço durante a fase de recuperação. Os estabilizadores do *core* (transverso do abdome, reto do abdome, oblíquos interno e externo do abdome e eretor da espinha) também são fundamentais para a mecânica eficiente da braçada, pois servem como conexão entre os movimentos dos membros superiores e inferiores. Essa conexão é essencial para a coordenação do rolamento do corpo que ocorre durante o nado Crawl.

As pernadas, assim como o movimento dos braços, podem ser classificadas em fases de propulsão e de recuperação, também denominadas fase descendente e fase ascendente. A fase de propulsão inicia nos quadris pela ativação dos músculos iliopsoas e reto femoral, o qual também dá início à extensão do joelho, que ocorre logo após a flexão do quadril. O quadríceps femoral (vasto lateral, vasto intermédio, vasto medial) inclui o reto femoral para ajudar a gerar uma extensão mais vigorosa do joelho. A fase de recuperação, como a de propulsão, também começa nos quadris com a contração dos músculos glúteos (principalmente os glúteos máximo e médio) e é imediatamente seguida pela contração dos músculos do jarrete (bíceps femoral, semitendíneo e semimembranáceo). Os dois grupos de músculos atuam como extensores do quadril. Durante todo o movimento de pernadas, o pé é mantido em flexão plantar em decorrência da ativação dos músculos gastrocnêmio e sóleo e da pressão exercida pela água durante a fase descendente do movimento.

Nado Borboleta

A diferença principal entre os nados Crawl e Borboleta é que os braços se movimentam em uníssono durante o nado Borboleta, enquanto no nado Crawl os movimentos são alternados. Visto que esses dois nados têm o mesmo padrão de braçadas sob a água, os padrões de recrutamento

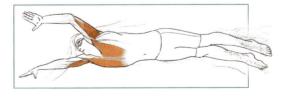

muscular são quase idênticos. Assim como no nado Crawl, no nado Borboleta os membros superiores do nadador estão estendidos à frente quando iniciam a fase de propulsão da braçada. Os músculos ativos durante toda a fase de propulsão são o peitoral maior e o latíssimo do dorso, que funcionam como motores primários, e os flexores do punho, que atuam para manter o punho em posição neutra ou em discreta flexão. O bíceps braquial e o braquial estão ativos quando o cotovelo se movimenta a partir da posição estendida no início do agarre até cerca de 40° de flexão durante a parte média da puxada. Ao contrário do nado Crawl, no Borboleta se executa vigorosa extensão do cotovelo durante a parte final da puxada, resultando em maiores demandas do tríceps braquial. Contudo, como no nado Crawl, o manguito rotador e o deltoide são responsáveis por movimentar o braço durante a fase de recuperação, mas com uma mecânica um pouco diferente. No nado Borboleta não há rolamento do corpo, mecanismo que auxilia o processo de recuperação no nado Crawl; por outro lado, há um movimento ondulado do tronco, que retira toda a parte superior do tronco da água para ajudar no processo de recuperação.

Vale relembrar que os músculos estabilizadores da escápula são extremamente importantes, pois atuam para fornecer um ponto estável de ancoragem para as forças de propulsão geradas pelos braços e ajudam a reposicioná-los na fase de recuperação da braçada. Embora o nado Borboleta não tenha o rolamento de tronco presente no nado Crawl, os estabilizadores do *core* são importantes para interconectar os movimentos dos membros superiores e inferiores e para a criação do movimento de ondulação, que permite ao nadador retirar a parte superior do tronco e os braços da água durante o processo de recuperação. O movimento de ondulação inicia-se com a contração dos músculos paraespinais, que se estendem em vários grupos desde a região lombar até a base do crânio. Essa contração resulta em arqueamento do dorso no momento em que os braços se deslocam na fase de recuperação. Logo após ocorre a contração dos músculos do abdome, que prepara a parte superior do corpo para seguir a entrada das mãos na água, dando início à fase de propulsão da braçada.

No nado Borboleta, os músculos usados nas pernadas também são idênticos àqueles utilizados nas pernadas do nado Crawl; a única diferença é que as pernas se movimentam ao mesmo tempo. A fase descendente (propulsão) começa com a contração do iliopsoas e do reto femoral, agindo como flexores do quadril. O reto femoral também inicia a extensão do joelho, e a contração integrada de todo o grupo de músculos do quadríceps femoral ajuda ainda mais nessa extensão. O grupo de músculos glúteos conduz a fase de recuperação da pernada, e a contração concomitante dos músculos do jarrete serve também para estender o quadril. O pé é mantido em flexão plantar pela combinação da resistência da água com a ativação do gastrocnêmio e do sóleo. A pernada do nado Borboleta, ou golfinhada, usada na saída da prova e a cada virada recruta um grupo maior de músculos que a pernada menor e mais isolada vinculada aos movimentos dos braços. Além dos movimentos gerados nos quadris e joelhos, a pernada desse nado está associada aos movimentos de ondulação do tronco pela ativação dos estabilizadores do *core* e da musculatura paraespinal.

Nado de Costas

Embora o nado de Costas seja único no posicionamento do corpo dentre os nados competitivos, as fases da braçada também podem ser divididas em fase de propulsão, que consiste na entrada da mão na água, o agarre, a finalização e a fase de recuperação. A rotação no ombro permite que a mão fique posicionada de tal modo que o dedo mínimo seja o primeiro a entrar na água. Combinada com a extensão do cotovelo, o nadador fica em posição estendida para iniciar a fase de propulsão da braçada na água. A

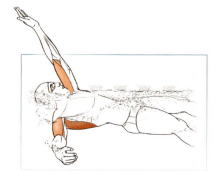

diferença entre o nado de Costas e os nados Crawl ou Borboleta é que o início do agarre é dominado pelo latíssimo do dorso, mas o peitoral maior também contribui de modo mais discreto. Apesar dessas diferenças, o latíssimo do dorso e o peitoral maior continuam sendo os motores primários e estão até certo ponto ativos durante a fase de propulsão. Embora os flexores do punho façam parte de toda a fase de propulsão, o punho é mantido em posição neutra ou levemente estendida. Por uma combinação de forças da pressão da água com a ativação do bíceps braquial e do braquial, o cotovelo assume 45° de flexão no início do agarre e, ao final deste, pode estar flexionado a até 90°, imediatamente antes de iniciar a finalização. Como na finalização do nado Borboleta, aplica-se maior esforço durante a extensão do cotovelo, exigindo-se mais do tríceps braquial na parte final da fase de propulsão.

O papel da musculatura estabilizadora durante o nado de Costas é similar ao que ela desempenha no nado Crawl, principalmente por causa do movimento alternado dos braços e da integração do rolamento do corpo em ambos os nados.

O trabalho de pernas observado no nado de Costas é uma combinação dos movimentos que já vimos na mecânica dos nados Crawl e Borboleta. O nado de Costas, à semelhança do nado Crawl, utiliza batidas de perna alternadas. A principal diferença é que a posição do nadador faz com que a maior parte da força seja gerada durante a fase ascendente da batida, enquanto no nado Crawl é na fase descendente. O nado de Costas também utiliza pernadas do nado Borboleta na saída e após cada virada. Os padrões de recrutamento muscular são os mesmos em cada caso; a única diferença está na direção, em decorrência da posição do corpo do nadador.

Nado de Peito

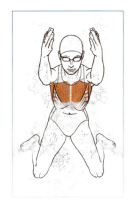

Como nos outros nados, os movimentos dos braços no nado de Peito são classificados em fase de propulsão e fase de recuperação. A fase de propulsão começa com os ombros e membros superiores em posição estendida acima da cabeça. A primeira metade da puxada na água é similar àquela usada nos nados Crawl e Borboleta. A parte clavicular do peitoral maior inicia o movimento, e o latíssimo do dorso participa logo em seguida. Durante a segunda metade da puxada, contrações vigorosas do peitoral maior e do latíssimo do dorso puxam os braços e as mãos em direção à linha mediana do corpo para o término da puxada. As forças geradas durante a fase final levam à propulsão do nadador para frente na água e à propulsão do tronco do nadador para cima, auxiliada pela contração dos músculos paraespinais. Esse movimento leva a cabeça e os ombros do nadador para fora da água. A flexão e a rotação do cotovelo levam as mãos em direção à linha mediana do corpo e caracterizam a transição para a fase de recuperação. Para que as mãos retornem à posição inicial, os braços devem voltar de sua posição sob o tórax. Esse movimento é realizado pelo recrutamento do peitoral maior, da parte clavicular do deltoide e da cabeça longa do bíceps braquial, que atuam de modo a flexionar a articulação do ombro. Ao mesmo tempo, a extensão do cotovelo pelo tríceps braquial encerra a fase de recuperação, e os membros superiores retornam à posição estendida e alinhada acima da cabeça.

A musculatura estabilizadora da escápula, como nos outros nados, é crucial para criar uma base de sustentação firme para os movimentos e forças geradas pelos braços. Como o nado Borboleta, o nado de Peito não tem o componente de rolamento corporal. Mesmo assim, a musculatura estabilizadora do *core* é importante para assegurar uma integração eficiente entre os padrões de movimento dos membros superiores e inferiores.

A mecânica das pernadas, como os movimentos dos braços, pode ser dividida em fase de propulsão, que consiste em componentes de varredura para fora e para dentro, e fase de recuperação. A fase de propulsão começa com os pés afastados na largura dos quadris e joelhos e quadris flexionados. A varredura para fora começa com a rotação lateral dos pés, realizada pela combinação de movimentos nas articulações dos quadris, joelhos e tornozelos. Após o pé rodar lateralmente, o movimento de varredura continua com a extensão do quadril e do joelho. A musculatura glútea e os músculos do jarrete atuam para estender o quadril, e o quadríceps femoral para estender o joelho. Na transição da varredura para fora para a varredura para dentro, os joelhos e os quadris ainda não estão completamente estendidos, portanto, os grupos musculares correspondentes continuam suas ações na varredura para dentro até que os joelhos e os quadris estejam totalmente estendidos. No início da varredura para dentro, os membros inferiores estão abduzidos, produzindo força por sua rápida adução. Os membros inferiores aproximam-se um do outro pela contração dos músculos adutores, situados na porção superior do compartimento medial da coxa. Para minimizar a resistência durante a parte final da varredura para dentro, os músculos da sura (panturrilha) são ativados levando o pé e o tornozelo a uma posição estendida. A recuperação é executada pelo recrutamento do reto femoral e do iliopsoas, que servem para flexionar o quadril, e dos músculos do jarrete, que atuam para flexionar o joelho.

Programas de treinamento no solo

Embora este livro não tenha a intenção de fornecer detalhes e orientações de um programa completo, ele permite que você compreenda como cada exercício pode beneficiá-lo diretamente como nadador, o que poderá ajudá-lo a tomar as melhores decisões ao escolher exercícios para um programa específico. Por exemplo, se o seu programa requer um exercício que trabalhe o tríceps braquial, há vários que você pode selecionar no Capítulo 2. No entanto, descreveremos aqui alguns princípios gerais e ideias para os programas de treinamento.

Você precisa levar vários aspectos em consideração ao planejar um programa no solo. A natureza repetitiva da natação predispõe os nadadores a desenvolverem desequilíbrios musculares. Músculos como o latíssimo do dorso e o peitoral maior tornam-se superdesenvolvidos quando comparados a outros menores que constituem os estabilizadores da escápula (em particular as partes ascendente e transversa do trapézio e os romboides). No membro inferior, o quadríceps femoral e os flexores do quadril muitas vezes se tornam dominantes sobre os músculos do jarrete e glúteos, que são mais fracos. Esses desequilíbrios musculares não apenas levam a desequilíbrios de força, mas também podem criar desequilíbrios de flexibilidade e posturais, os quais, por sua vez, podem predispor a lesões e impedir o desempenho ideal do nadador. Por essa razão, ao planejar um programa de treinamento no solo, deve-se incluir um componente de flexibilidade. Recentes descobertas no campo do treinamento da flexibilidade indicam que alongamentos dinâmicos e padrões de movimentos constituem um modo eficaz de preparação para uma sessão de exercícios. Movimentos e alongamentos dinâmicos podem ser planejados de modo a incluir movimentos corporais globais, que podem servir como aquecimento eficaz de baixa intensidade, ao mesmo tempo em que atuam também em áreas de inflexibilidade. Também se pode dar maior atenção a grupos de músculos enrijecidos, realizando alongamentos estáticos no final do programa no solo.

Deve-se tomar cuidado para selecionar os exercícios adequados. Dois conceitos que podem ajudar a orientar a escolha dos exercícios são a transferência e o isolamento. Transferência é a capacidade de um exercício de fortalecer os músculos de modo a beneficiar uma determinada habilidade ou tarefa, neste caso a natação. Ela ainda pode ser dividida em direta e indireta. A transferência direta envolve a escolha de um exercício porque os movimentos associados estão diretamente relacionados a um determinado componente de um dos principais nados. Um exemplo seria utilizar o exercício "posição alongada em decúbito ventral sobre a bola de estabilidade" (ver p. 136), pois ele simula fielmente a posição alongada que os nadadores mantêm após as saídas e as viradas. A transferência indireta é a escolha de um exercício porque os grupos musculares trabalhados são similares àqueles usados durante uma fase de um dos quatro nados de competição ou porque ele pode ser aplicado em um determinado componente do nado. Um exemplo seria selecionar o exercício "puxada pela frente" (ver p. 120), pois ele trabalha o latíssimo do dorso, um músculo motor primário do braço em todos os nados. O isolamento envolve a escolha de um exercício que trabalha um determinado músculo ou grupo de músculos com o objetivo de fortalecer uma região que (1) pode estar pouco desenvolvida por causa de desequilíbrios musculares, (2) é importante para a prevenção de lesões ou (3) tenha sido identificada como área de fraqueza por algo no padrão de braçada do nadador.

Outra escolha diz respeito a qual modelo de treinamento no solo usar – um programa tradicional de treinamento com pesos ou um programa baseado em circuito. Os programas tradicionais de treinamento com pesos envolvem a execução de certa quantidade de séries e repetições de um ou dois exercícios de cada vez e, em seguida, passar para outra série de exercícios. Esses programas são mais indicados para nadadores com faixa etária próxima à dos universitários, ou mais velhos. Por outro lado, os programas de treinamento em circuito envolvem diversos exercícios realizados em sequência. Após executar uma série de um exercício, a pessoa passa para o seguinte. Programas com circuito são ideais quando (1) o programa no solo for realizado no deque da piscina, (2) um grande grupo de nadadores estiver participando do programa ao mesmo tempo ou (3) um grupo de nadadores mais jovens estiver treinando. A grande vantagem dos programas com circuito é que são produtivos, permitindo que se realize grande quantidade de exercícios em um curto período.

Para obter o máximo benefício ao executar um programa no solo tradicional ou em circuito, preste bastante atenção à ordem em que executa os exercícios. Todos os programas devem começar com 10 minutos de aquecimento, consistindo em exercícios de flexibilidade dinâmica e aeróbicos de baixa intensidade. Após o aquecimento, você deve incluir vários exercícios para prevenir lesões e estabilizar o *core* (ver Cap. 5). Você deve começar com exercícios corporais globais que combinem movimentos dos membros superiores e inferiores e avançar para exercícios multiarticulares e, em seguida, exercícios de isolamento. Por exemplo, ao treinar o membro superior e seu cíngulo, você pode começar com o "cortador de grama unilateral" (p. 176), seguido pelo "supino plano com barra" (p. 70), e terminar com a "rosca alternada" (p. 28). O essencial é evitar a rosca no início, pois ela poderá cansar o bíceps braquial e diminuir a quantidade de peso levantada com um membro superior no exercício "cortador de grama unilateral". Uma analogia na natação seria evitar, durante o treinamento, executar uma série exaustiva de pernadas antes da série principal de nado Crawl, pois, com os membros inferiores cansados, sua capacidade de tirar máximo benefício da série de nado Crawl fica limitada. Após concluir os exercícios principais, você pode realizar exercícios adicionais de estabilização do *core* e de alongamento estático e flexibilidade.

Note que seu programa final deve conter mais de três exercícios; o número limitado usado neste caso serve apenas como exemplo.

Outro aspecto a ser levado em conta são os exercícios de empurrar e puxar. Os primeiros, como a flexão no solo e o supino, trabalham principalmente os músculos peitorais e o tríceps braquial, enquanto os exercícios de puxar, como a tração na barra e a remada sentada, trabalham sobretudo o latíssimo do dorso e o bíceps braquial. Visto que esses tipos de exercício se refletem nos grupos musculares trabalhados, executar um após o outro é, muitas vezes, benéfico em um programa no solo, porque a natureza alternante desses exercícios permite a um grupo se recuperar enquanto o outro é exercitado.

Outra questão a ser tratada é a quantidade de séries e repetições de cada exercício que se deve executar. O número de repetições é determinado pela relação inversa entre volume e intensidade. O volume de exercício é igual ao número total de repetições executadas, e a intensidade é a medida do esforço exercido ao realizar-se um determinado exercício. Isso significa que conforme você aumenta o número de repetições de certo exercício, a intensidade com que você será capaz de realizá-lo diminuirá. Por exemplo, você poderá realizar quinze repetições de "tríceps coice com haltere" de 11 kg, porém se usar um haltere de 18 kg só conseguirá executar oito repetições. Essa relação torna-se importante dependendo do objetivo do seu treinamento. Se estiver tentando melhorar a resistência muscular, você deve escolher um peso que o permita executar quinze a vinte repetições. Mas, se o seu objetivo é desenvolver força, você deve utilizar um peso que o permita executar somente cinco a oito repetições. Em geral, quando realiza mais repetições (quinze a vinte), você deve executar duas séries, ao passo que, ao realizar poucas repetições (cinco a oito), deve executar quatro ou cinco séries. Sua combinação de séries e repetições provavelmente estará adequada para certo exercício se os músculos trabalhados tornam-se fatigados nas últimas duas ou três repetições da série final. Com programas de treinamento em circuito, o número de repetições pode ser predeterminado ou dependente do tempo. Por exemplo, em uma estação você pode executar trinta abdominais (número fixo de repetições) ou o máximo de abdominais que puder em um minuto (dependente do tempo).

Seu objetivo de treinamento quanto a resistência *versus* força dependerá da fase da temporada em que você se encontra. Nesse momento, o princípio da periodização torna-se importante. A periodização compreende a divisão da temporada em várias fases, cada uma com um objetivo de treinamento diferente. O objetivo fundamental é prevenir o sobretreinamento e aumentar o desempenho ao máximo.

Programas de treinamento no solo para nadadores jovens

Um fator importante no treinamento é a idade do nadador. Há não muito tempo, o treinamento de força, ou de resistência, era considerado inadequado e potencialmente perigoso aos atletas jovens. Acreditava-se que a participação no treinamento de resistência aumentava o risco de lesão na placa de crescimento, o que poderia ter consequências negativas no crescimento da criança. Hoje em dia, porém, a segurança e a eficácia do treinamento de resistência em jovens estão bem documentadas pelas declarações do American College of Sports Medicine (ACSM), da American Academy of Pediatrics (AAP), da American Orthopaedic Society for Sports Medicine (AOSSM) e da National Strength and Conditioning Association (NSCA).

O treinamento de resistência ajuda os nadadores jovens a desenvolver uma visão mais positiva e agradável, aumentando a chance de sucesso pelo aumento do desempenho e pelo risco diminuído de lesão. Ao se concentrar na capacidade física essencial, o treinamento de resistência também os prepara para as demandas das sessões de treinamento na água. Os benefícios podem incluir melhora de potência muscular, resistência muscular, força corporal total, estabilidade articular, estrutura corpórea e densidade mineral óssea; todos esses fatores podem aumentar o desempenho no esporte.

Pesquisas indicam que é possível ganhar força induzida pelo treinamento durante a pré-adolescência se o programa tiver duração, intensidade e volume suficientes. As recomendações atuais determinam que os atletas jovens, para obter aumento de força, realizem duas ou três séries de treze a quinze repetições para cada exercício. As sessões de treinamento devem ser realizadas duas ou três vezes por semana, em dias não consecutivos. Note que esses benefícios muitas vezes resultam de adaptações de fatores neuromusculares, como ativação, recrutamento e coordenação de unidades motoras, em vez do aumento do volume muscular (hipertrofia). Atletas mais jovens não possuem hormônios para o crescimento muscular em quantidades suficientes para causar hipertrofia dos músculos, porém, durante a puberdade, os ganhos induzidos pelo treinamento no sexo masculino e feminino estão associados ao aumento da massa muscular graças às influências hormonais. O treinamento de resistência não leva a um aumento de estatura, mas nenhum dado indica que ele retarde o crescimento esquelético.

Antes de um nadador jovem iniciar um programa de resistência, ele deve ter maturidade emocional suficiente para aceitar e seguir as normas. Ele também deve tomar conhecimento dos benefícios e riscos associados ao programa de treinamento de resistência e exercícios específicos. Ao escolher os exercícios, é preciso lembrar que nadadores em determinada faixa etária podem apresentar variações significativas de força e coordenação. Os exercícios devem ser selecionados levando-se em conta a individualidade de cada atleta e modificados quando necessário. No decorrer do texto são fornecidas orientações sobre os exercícios que podem não ser adequados para nadadores jovens e exemplos de como modificar os exercícios para torná-los mais apropriados para essa idade.

Ao elaborar programas de treinamento de resistência para atletas jovens, é recomendada uma abordagem progressiva e gradual para a execução do exercício. Esse método enfatiza postura e técnica apropriadas, supervisão adequada de todas as sessões de treinamento e progressão lenta e gradual dos exercícios. Kraemer e Fleck (2005) apresentam algumas considerações quanto à importância da seleção adequada dos exercícios para atletas de várias idades (Tab. 1.1).

Ao considerar o importante papel de cada músculo na mecânica dos quatro nados, você pode perceber que manter músculos fortes e bem condicionados é essencial para manter a técnica adequada, melhorar o desempenho e minimizar o risco de lesão. Os capítulos seguintes trazem exercícios que trabalham vários músculos, de modo a contribuir diretamente para os movimentos específicos da natação.

Tabela 1.1 Considerações sobre o treinamento de resistência associado à idade

Idades	Considerações
Até 7 anos	Introduzir exercícios básicos com pouco ou nenhum peso; desenvolver o conceito de sessão de treinamento; ensinar técnica; progredir a partir da ginástica corporal, exercícios com parceiro e resistência leve; manter o volume baixo.
8–10 anos	Aumentar gradualmente o número de exercícios; praticar a técnica de todos os levantamentos; começar a aumentar a carga de modo progressivo e gradual; manter exercícios básicos; aumentar o volume gradualmente; monitorar com cuidado a tolerância ao estresse causado pelo exercício.
11–13 anos	Ensinar todas as técnicas de exercícios básicos; continuar a aumentar progressivamente a carga de cada exercício; enfatizar a técnica; introduzir exercícios mais avançados com pouca ou nenhuma resistência; aumentar o volume.
14–15 anos	Progredir para programas juvenis mais avançados de exercícios de resistência; incluir componentes específicos do esporte; enfatizar as técnicas; aumentar o volume.
A partir de 16 anos	Introduzir o jovem em programas iniciantes para adultos quando ele já tiver dominado todo o conhecimento adquirido antes e tiver obtido um nível básico de experiência no treinamento.

Adaptado com permissão de W.J. Kraemer e S.J. Fleck, 2005, *Strenght training for young athletes*, 2nd ed. (Champaign, IL: Human Kinetics), 13.

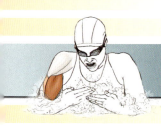

MEMBROS SUPERIORES

CAPÍTULO 2

Os braços são extremamente importantes na natação, pois constituem a conexão entre os músculos primários geradores de força do membro superior, o latíssimo do dorso e o peitoral maior, e as mãos e os antebraços, que são os pontos de fixação responsáveis por impulsionar o nadador na água. O Capítulo 1 comparou o corpo a uma corrente que se inicia nas mãos e se estende até os pés. O ponto principal era que, quando um nadador se move pela água, os movimentos e forças são transmitidos pela corrente, e essa corrente é tão forte quanto seu elo mais fraco. Como se sabe, os músculos do braço também ajudam a gerar forças que impulsionam o nadador na água. Essas razões devem ajudá-lo a entender a importância de trabalhar os músculos do membro superior por meio de um programa de treinamento no solo.

O cotovelo divide o membro superior em componentes superior e inferior. Ele é uma articulação em dobradiça restrita a dois movimentos, extensão e flexão. A extensão do cotovelo ocorre quando você alinha os dois componentes do membro superior afastando o antebraço do braço. A flexão do cotovelo é o contrário; ela compreende o deslocamento do antebraço em direção ao braço. O suporte esquelético do braço é representado pelo úmero, enquanto o antebraço (Fig. 2.1, a-b) é sustentado pelo rádio e pela ulna. Esses três ossos são os principais locais de fixação dos músculos do braço e antebraço e formam alavancas

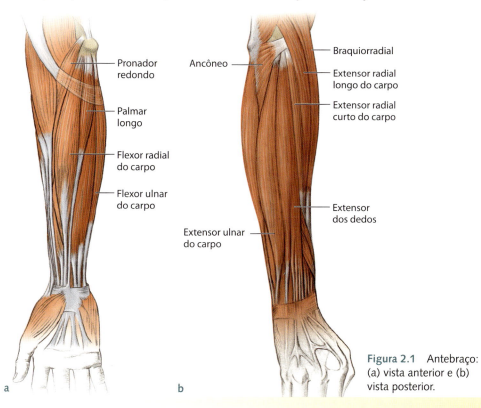

Figura 2.1 Antebraço: (a) vista anterior e (b) vista posterior.

11

sobre as quais esses músculos atuam. Os dois grupos musculares principais dos membros superiores trabalhados nos exercícios de fortalecimento deste capítulo são os extensores e os flexores do cotovelo. Ambos contribuem para manter a posição e a propulsão adequadas do membro superior durante cada um dos quatro nados de competição.

O principal extensor do cotovelo é o tríceps braquial (Fig. 2.2). O termo *tríceps* refere-se às três cabeças proximais de origem e *braquial* ao local de origem, o braço. As cabeças medial e curta originam-se no úmero, e a cabeça longa atravessa a articulação do ombro após originar-se na escápula. As três cabeças convergem para formar o tendão que transpõe a face posterior da articulação do cotovelo para inserir-se no olécrano da ulna. Quando o cotovelo é flexionado a 90°, o olécrano forma aquela "ponta". Um músculo triangular muito pequeno denominado ancôneo ajuda o tríceps braquial a estender o cotovelo e é importante como estabilizador dessa articulação. Esse pequeno músculo também está intimamente relacionado à cabeça curta do tríceps braquial[1]; às vezes as fibras dos dois músculos se misturam.

Os principais flexores do cotovelo são o bíceps braquial e o braquial (Fig. 2.3). Como o nome indica, o bíceps tem duas cabeças, uma longa e outra curta, e ambas se fixam na escápula e cruzam a articulação do ombro. As duas cabeças convergem para formar um tendão comum que cruza a face anterior da articulação do cotovelo para inserir-se no rádio cerca de 4 cm abaixo do cotovelo. Além de atuar como flexor do cotovelo, o bíceps braquial contribui para a supinação do antebraço, posição em que a palma da mão fica voltada para cima. Suas mãos precisam ficar nessa posição para segurar uma tigela de sopa. O músculo braquial estende-se sob o bíceps braquial. Ele se origina na porção média do úmero e se insere na ulna logo depois de passar sobre a face anterior da articulação do cotovelo. Um músculo mais estreito que às vezes contribui para a flexão do cotovelo é o braquiorradial. Ele se origina na margem lateral do úmero, logo acima do cotovelo, e se estende pela região lateral do antebraço para inserir-se no rádio logo acima da articulação radiocarpal (do punho).

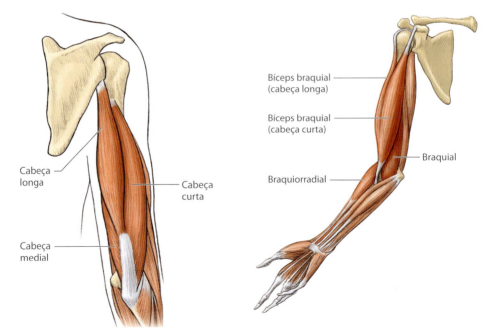

Figura 2.2 Músculo tríceps braquial.

Figura 2.3 Músculos bíceps braquial, braquial e braquiorradial.

---

1 N.T.: A cabeça curta do músculo tríceps braquial (terminologia anatômica vigente) também é conhecida como cabeça lateral.

Apesar da diferença na mecânica da braçada, os nados Crawl, Borboleta e de Costas apresentam semelhanças nos padrões de ativação dos flexores e extensores do cotovelo durante a puxada. Conforme o nadador avança no agarre, o cotovelo movimenta-se da extensão completa para a posição de 30° a 90° de flexão na metade da puxada, dependendo do tipo de nado e da mecânica do nadador. Os principais músculos responsáveis pela mudança de posição do cotovelo e, quando necessário, por mantê-lo em posição fixa de flexão são o bíceps braquial e o braquial. Depois que o cotovelo atinge a máxima flexão na metade da puxada, ele avança até a posição estendida no restante da puxada. Essa ação ajuda na geração de forças propulsivas e ocorre principalmente pelo recrutamento ativo do tríceps braquial. O grau de força propulsiva gerada depende do ponto da fase de puxada em que o nadador retira a mão da água para iniciar a recuperação. Hoje em dia, nos nados Crawl e Borboleta, muitos treinadores ensinam seus nadadores a começar o processo de recuperação quando a mão chega no quadril, antes que o cotovelo esteja totalmente estendido. No entanto, na mecânica do nado de Costas, o agarre termina com a extensão completa do cotovelo.

Ao contrário dos outros nados, durante a fase inicial da puxada do nado de Peito, o tríceps braquial é o principal músculo ativado na articulação do cotovelo, funcionando para mantê-lo quase totalmente estendido. Quando as mãos começam a voltar-se para dentro, marcando a transição entre a varredura para fora e a varredura para dentro, os padrões de ativação muscular no cotovelo começam a mudar. Os flexores do cotovelo (bíceps braquial e braquial) contraem-se para flexionar o cotovelo, movimento que ajuda a gerar a força propulsiva. Quando o nadador passa à fase de recuperação, o padrão de recrutamento muda novamente. O tríceps braquial é ativado para estender a articulação do cotovelo, levando à extensão do membro superior e preparando o nadador para começar a próxima fase de propulsão.

Ao ler o restante deste capítulo, você perceberá que vários exercícios envolvem movimento em uma única articulação, o cotovelo, trabalhando especificamente os extensores (tríceps braquial) ou os flexores do cotovelo (bíceps braquial). Esses exercícios de isolamento são mais indicados no final do programa no solo, para evitar fatigar um único grupo muscular no início do treinamento. Uma última consideração é que, dentre os dois grupos musculares, os extensores do cotovelo são mais ativos durante os movimentos da natação. Por conta disso, você deve buscar uma proporção de 2:1 entre os exercícios que trabalham os extensores e os flexores.

Quando realizar exercícios com a parte superior do corpo, certifique-se de manter as escápulas estabilizadas antes de executá-los. E, em qualquer exercício, estabilize o *core* também. Veja como fazê-lo consultando o quadro Estabilizando as escápulas e o *core*.

Estabilizando as escápulas e o *core*

Estabilizando as escápulas: ao executar exercícios com o membro superior, particularmente aqueles que trabalham a articulação do ombro, você deve manter as escápulas em posição estável. O movimento de estabilização compreende forçar as escápulas em sentido posteroinferior, como se tentasse colocá-las nos bolsos de trás da calça. Nesse processo, evite levantar os ombros, pois essa ação transfere o foco do exercício das fibras ascendentes do trapézio para as fibras descendentes, que normalmente já são superdesenvolvidas na maioria dos nadadores.

Estabilizando o *core*: antes de executar qualquer exercício, você deve fazer um esforço proposital para estabilizar o *core*. Ao estabilizá-lo, você cria uma base de sustentação sobre a qual os músculos trabalhados podem exercer suas forças. Você também deve estabilizar a região lombar, a fim de reduzir o risco de lesão. A estabilização do *core* compreende a contração simultânea dos músculos do abdome, da região lombar e da região glútea, como se formassem uma cinta em volta da região abdominal. Veja o Capítulo 5, p. 87, para mais informações sobre a estabilização do *core*.

▶ MEMBROS SUPERIORES

Tríceps com polia alta

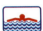

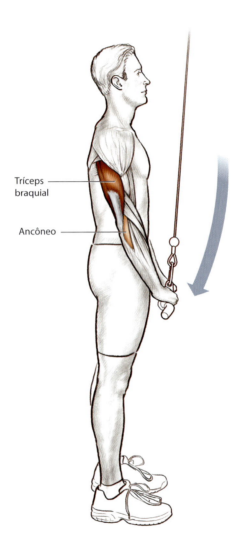

Tríceps braquial

Ancôneo

Execução

1. Fique em pé em frente a um aparelho com o cabo na polia alta. Segure a barra no nível do tórax com pegadas pronadas e as suas mãos um pouco mais próximas que a distância entre os ombros.
2. Mantenha os cotovelos ao lado do corpo e estenda os antebraços até que os cotovelos estejam totalmente estendidos.
3. Lentamente abaixe os pesos até que eles cheguem a 2,5 cm acima do restante da pilha e suas mãos retornem à posição inicial.

MEMBROS SUPERIORES

Músculos envolvidos

Primário: tríceps braquial

Secundários: ancôneo, flexores do carpo e dos dedos

Enfoque na natação

Embora este exercício seja eficaz para trabalhar o tríceps braquial e benéfico para os quatro nados, ele é particularmente valioso para os nadadores de Peito porque simula a fase final da puxada na água realizada após a saída e cada virada.

Ao realizar este exercício, você deve manter-se ereto e tentar produzir força necessária para movimentar o peso unicamente pela ação do tríceps braquial. Visto que os nadadores têm uma predisposição a manter uma postura com os ombros arredondados, você pode facilmente desenvolver o mau hábito de inclinar-se em direção ao cabo e trapacear arremetendo a parte superior do corpo no início de cada repetição.

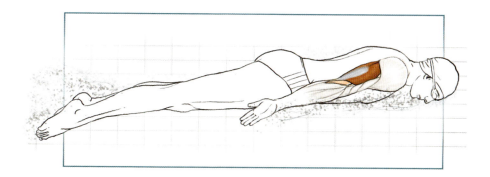

VARIAÇÃO

Tríceps corda

Na posição inicial, suas mãos ficam na linha mediana. Conforme os cotovelos são estendidos, as mãos puxam as extremidades da corda em sentido lateral, de modo que as mãos fiquem afastadas na largura dos ombros quando os cotovelos estiverem quase totalmente estendidos. Os movimentos em sentido lateral isolam a cabeça curta do tríceps braquial.

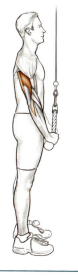

15

► MEMBROS SUPERIORES

Tríceps coice com haltere

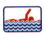

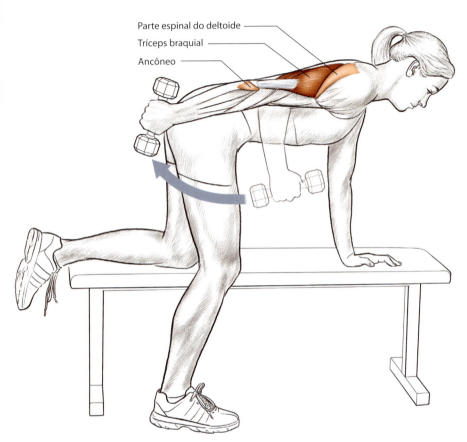

Parte espinal do deltoide
Tríceps braquial
Ancôneo

Execução

1. Segure o haltere com uma mão, apoie-se em um banco com a mão livre e o joelho.
2. Com o braço paralelo ao solo e o antebraço em posição vertical, levante o haltere para trás até o cotovelo ficar completamente estendido.
3. Abaixe o haltere, retornando-o à posição com o cotovelo flexionado 90°.

Músculos envolvidos

Primário: tríceps braquial

Secundários: parte espinal do deltoide, latíssimo do dorso, ancôneo, flexores do carpo e dos dedos

MEMBROS SUPERIORES

Enfoque na natação

O tríceps coice com haltere ajuda a fortalecer o tríceps braquial, pois movimenta o cotovelo pelos 90° finais de extensão, amplitude importante quando se tenta aumentar as forças propulsivas geradas durante a fase final da puxada nos nados Crawl e Borboleta e, em particular, no nado de Costas.

Movimentos lentos e controlados são o segredo para obter o máximo de vantagens deste exercício. A melhor maneira de executá-lo é fazer uma pausa durante um ou dois segundos quando o cotovelo estiver completamente estendido, concentrando-se em contrair firmemente o tríceps braquial, e outra pausa por um ou dois segundos quando o cotovelo estiver flexionado a 90°. Esse método impedirá que você realize um movimento pendular com o haltere, uma forma de trapacear o exercício.

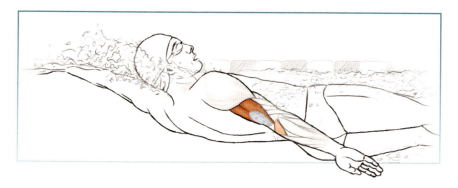

DICA DE SEGURANÇA Como ao nadar, sua cabeça deve estar alinhada com a coluna vertebral. Ao levantá-la, você curva o dorso e, ao olhar para os pés, você protrai os ombros. Essas duas ações tiram a coluna da zona de segurança e aumentam o risco de lesão.

VARIAÇÃO

Tríceps coice com extensor

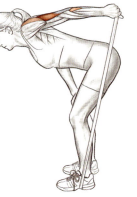

Esta variação é útil para executar exercícios no deque da piscina, onde não há bancos disponíveis. A quantidade de tensão imposta inicialmente na banda extensora deve ser pequena o suficiente para que você consiga atingir a posição final de extensão completa. Este exercício pode ser modificado de modo que os dois membros superiores realizem tríceps coice ao mesmo tempo. Não se esqueça de movimentar-se de maneira lenta e cuidadosa e de evitar arremeter a parte superior do corpo.

▶ **MEMBROS SUPERIORES**

Flexão no solo com mãos aproximadas

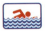
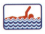

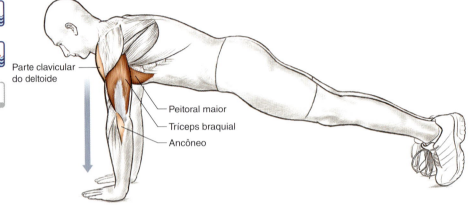

Parte clavicular do deltoide
Peitoral maior
Tríceps braquial
Ancôneo

Execução

1. De frente para o solo, aproxime as mãos sob o tórax de modo que os polegares se toquem na linha mediana, no nível das papilas mamárias. Os dedos dos pés devem dar suporte aos membros inferiores.
2. Mantenha o corpo alinhado, dos calcanhares ao ponto mais alto da cabeça, e empurre, levantando o corpo, até os cotovelos ficarem totalmente estendidos.
3. Abaixe o corpo até o tórax ficar a cerca de 2,5 cm do solo.

Músculos envolvidos

Primários: tríceps braquial, peitoral maior

Secundários: peitoral menor, parte clavicular do deltoide, ancôneo, flexores do carpo e dos dedos

⚠️ **DICA DE SEGURANÇA** Se você tem sentido dor no ombro ou possui histórico de problemas no ombro, evite abaixar muito até a posição final, pois isso aumenta o esforço na articulação do ombro. O procedimento ideal a seguir é parar quando os ombros estiverem em posição neutra. Por causa do potencial de maior estresse aplicado nos ombros, os nadadores jovens que ainda estão se exercitando para desenvolver a força global nos ombros devem evitar este exercício.

MEMBROS SUPERIORES

Enfoque na natação

Flexões no solo constituem um dos melhores exercícios no solo porque podem ser executados em qualquer lugar e não requerem qualquer equipamento. Outra vantagem é que elas mantêm o ombro em posição de cadeia fechada; exercícios desse tipo aumentam de modo significativo o recrutamento de músculos estabilizadores ao redor da articulação do ombro.

Ao realizar este ou outro tipo de flexão, um dos principais objetivos deve ser manter o corpo alinhado desde os tornozelos até o ponto mais alto da cabeça, como se estivesse em posição alongada na água. Um erro comum é manter a cabeça desalinhada em relação à coluna vertebral, levando ao arqueamento do dorso e à projeção dos quadris em direção ao solo. É importante manter uma postura adequada, especialmente com a coluna reta; portanto, aqueles que não conseguirem manter essa posição devem modificar o exercício apoiando-se sobre os joelhos.

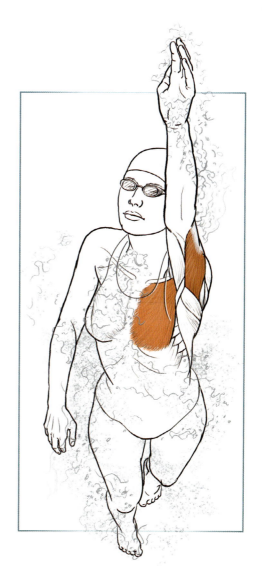

VARIAÇÃO

Flexão no solo com mãos aproximadas sobre a *medicine ball*

Para aumentar a complexidade e dificuldade deste exercício, tente utilizar uma *medicine ball* como base de apoio. Escolha uma bola que tenha aproximadamente a metade da largura de seu tórax. Posicione-a de modo que o centro dela fique alinhado com a linha mediana do tórax e com as papilas mamárias.

▶ MEMBROS SUPERIORES

Supino com mãos aproximadas

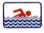
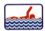
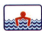

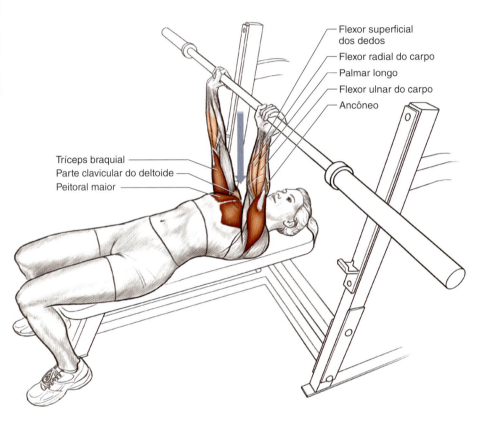

Execução

1. Deite-se em decúbito dorsal no banco e segure a barra com pegadas pronadas, mantendo as mãos afastadas cerca de 20 a 30 cm.
2. Abaixe a barra até o nível logo abaixo das papilas mamárias e flexione os cotovelos lateralmente até 45°.
3. Execute o movimento em sentido contrário assim que a barra tocar o tórax.

Músculos envolvidos

Primários: tríceps braquial, peitoral maior

Secundários: peitoral menor, parte clavicular do deltoide, ancôneo, flexores do carpo e dos dedos

MEMBROS SUPERIORES ◀

Enfoque na natação

Este exercício tem uma vantagem sobre o de flexão no solo com mãos aproximadas, pois utiliza pesos como forma de resistência, permitindo variar a quantidade de esforço imposto ao tríceps braquial. Portanto, ele pode ser usado por nadadores que são incapazes de executar a flexão no solo com mãos aproximadas, assim como por nadadores que não podem sobrecarregar suficientemente os tríceps braquiais com a flexão no solo com mãos aproximadas, pois possuem esses músculos muito bem desenvolvidos.

Ao executar este exercício, flexione os cotovelos lateralmente até um ângulo de 45° para ajudar a isolar o tríceps braquial.

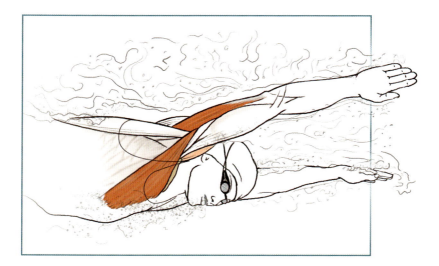

⚠️ **DICA DE SEGURANÇA** Do ponto de vista da prevenção de lesões, os punhos devem ser mantidos em posição neutra durante este exercício. Se você sentir dor no punho, tente aumentar a distância entre as pegadas. Este exercício trabalhará o tríceps braquial sempre que a distância entre as pegadas for menor que a largura entre os ombros. Se você sente dor no ombro ou tem histórico de lesão no ombro, como medida cautelar, modifique o abaixamento da barra impedindo que os cotovelos ultrapassem o nível do banco.

Antes de incluir este exercício em seu programa, você deve estar habituado a executar o supino tradicional, descrito no Capítulo 4 (p. 70).

► MEMBROS SUPERIORES

Passe com a *medicine ball* próxima ao tórax

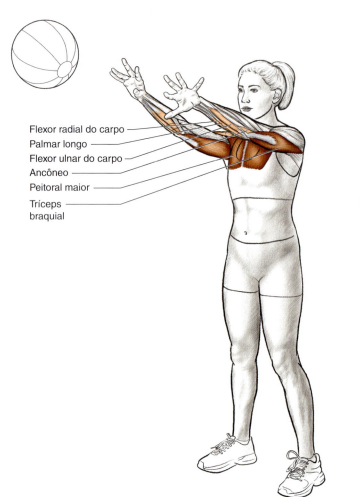

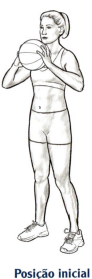

Posição inicial

Execução

1. Fique em pé de frente para um parceiro a uma distância de 2,5 a 3,5 m.
2. Com a *medicine ball* (2,5 a 5 kg) no nível médio do tórax, arremesse-a em direção ao tórax de seu parceiro executando uma extensão vigorosa dos cotovelos.
3. Seu parceiro deve agarrar a bola com os membros superiores em extensão quase completa e flexioná-los de modo gradual e controlado.

MEMBROS SUPERIORES

Músculos envolvidos

Primários: tríceps braquial, peitoral maior

Secundários: peitoral menor, parte clavicular do deltoide, ancôneo, flexores do carpo e dos dedos

Enfoque na natação

Um dos principais detalhes ao executar o passe com a *medicine ball* próxima ao tórax é que o movimento de arremesso deve ser controlado, porém explosivo. Essa técnica o diferencia dos outros exercícios, todos executados de modo lento e controlado. A contração explosiva ajuda a desenvolver potência no tríceps braquial. Além disso, os movimentos realizados durante este exercício são semelhantes àqueles usados nas viradas simples associadas aos nados Borboleta e de Peito. Este exercício pode ser uma grande maneira de aprender como absorver e redirecionar o impulso ao realizar viradas simples.

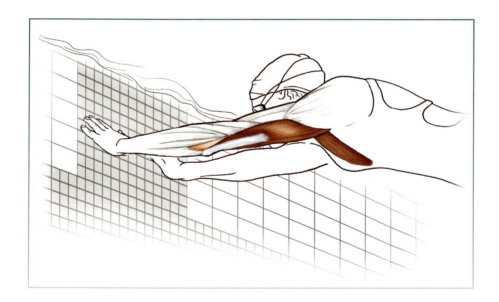

MEMBROS SUPERIORES

Tate press

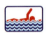

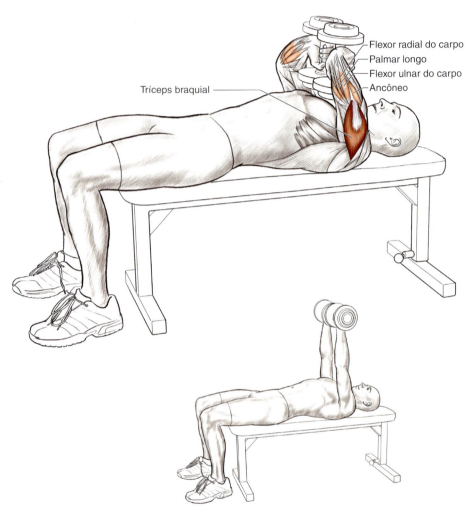

Posição final

Execução

1. Deite-se em decúbito dorsal em um banco, apoie dois halteres sobre o tórax de modo que as palmas das mãos fiquem voltadas para os pés e os cotovelos para a lateral.
2. Com o braço e o cotovelo em posição, comece a estender o antebraço, mantendo um haltere em contato com o outro.

MEMBROS SUPERIORES

3. No meio do trajeto, comece a rodar os halteres da posição vertical para a horizontal. Mantenha-os em contato um com o outro o tempo todo.
4. Continue empurrando os halteres para cima até que os cotovelos fiquem completamente estendidos.

Músculos envolvidos

Primário: tríceps braquial

Secundários: ancôneo, flexores do carpo e dos dedos

Enfoque na natação

O *tate press* atua principalmente nas cabeças longa e curta do tríceps braquial, tornando-o um exercício valioso para o programa de natação no solo.

Um dos fatores-chave deste exercício é manter os halteres em contato entre si o tempo todo. Para evitar lesões, você deve utilizar um peso apropriado e evitar o rechaço dos pesos sobre o tórax ao retorná-los à posição inicial.

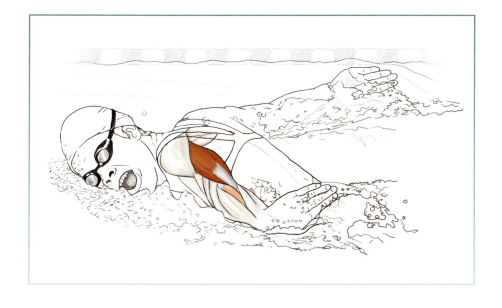

▶ MEMBROS SUPERIORES

Rosca direta

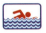

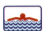

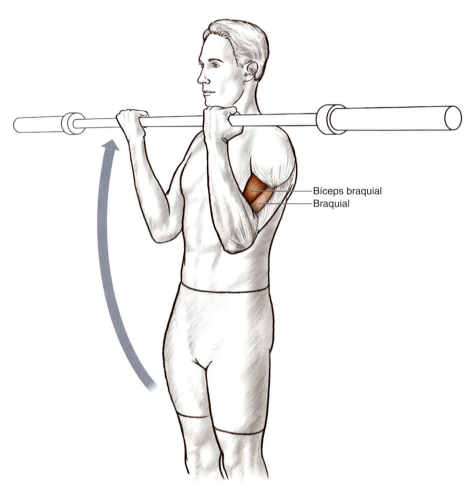

Execução

1. Segure a barra com pegadas supinadas. Suas mãos devem estar posicionadas na mesma largura dos ombros.
2. Sem inclinar-se para trás, execute um movimento em arco com a barra em direção ao tórax até o nível dos ombros.
3. Retorne a barra à posição inicial até que os membros superiores fiquem estendidos.

Músculos envolvidos

Primário: bíceps braquial

Secundários: braquial, flexores do antebraço e dos dedos

Enfoque na natação

O fortalecimento do bíceps braquial e do braquial com este exercício o ajudará na porção inicial do agarre na fase de puxada do nado de Costas. Este exercício também aprimora a segunda metade da puxada do nado de Peito. Nos diversos nados é importante manter o cotovelo flexionado durante essas fases. A perda da flexão pela queda do cotovelo durante o agarre no nado Crawl, por exemplo, acarreta perda considerável de potência. Os movimentos executados durante este exercício trabalham o bíceps braquial e o braquial do mesmo modo que eles são utilizados para executar as viradas olímpicas.

Um modo fácil de trapacear durante a execução deste exercício é começar a chacoalhar a parte superior do corpo de modo a gerar um impulso adicional. Você pode minimizar essa tendência executando o exercício com o dorso apoiado contra uma parede ou com um parceiro controlando sua posição.

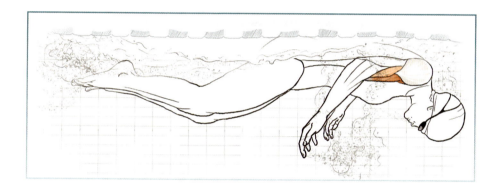

▶ MEMBROS SUPERIORES

Rosca alternada

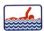

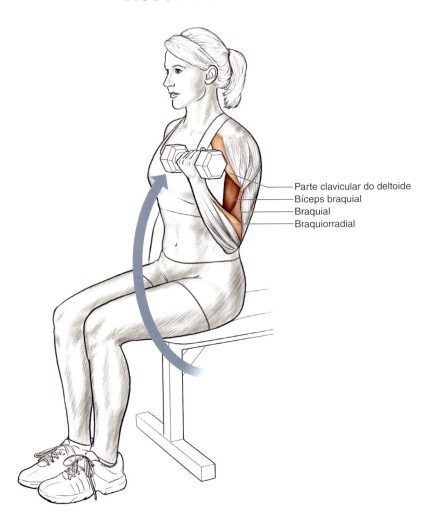

Parte clavicular do deltoide
Bíceps braquial
Braquial
Braquiorradial

Execução

1. Sente-se na extremidade de um banco. Segure um haltere em cada mão, com as palmas voltadas medialmente e os membros superiores totalmente estendidos.
2. Aproxime o haltere do tórax descrevendo um arco enquanto roda a palma da mão de modo que fique voltada para o tórax.
3. Alterne os membros em cada repetição.

Músculos envolvidos

Primário: bíceps braquial

Secundários: parte clavicular do deltoide, braquial, braquiorradial, supinador, flexores do antebraço e dos dedos

MEMBROS SUPERIORES

Enfoque na natação

A rotação da palma da mão em sentido medial (supinação do antebraço) na posição final exige mais do bíceps braquial e simula a parte final da puxada do nado de Peito, quando você leva as mãos em direção à linha mediana do corpo.

Como a rosca alternada permite o movimento de cada membro superior isoladamente, ela supera essa desvantagem da rosca direta. Este exercício pode ser executado em pé ou sentado, porém, por causa dos movimentos alternados dos membros superiores, você deve realizá-lo sentado para ajudar a manter imóvel a parte superior do tronco.

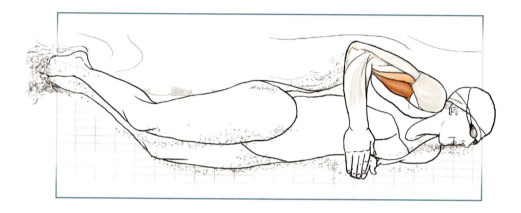

VARIAÇÃO

Rosca com extensor

Uma banda elástica permite que você inclua este exercício no programa de treinamento realizado no deque da piscina. A tensão inicial imposta à banda elástica deve ser leve o bastante para que você possa executar toda a amplitude do movimento.

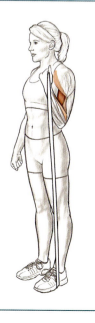

29

MEMBROS SUPERIORES

Rosca concentrada

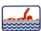

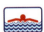

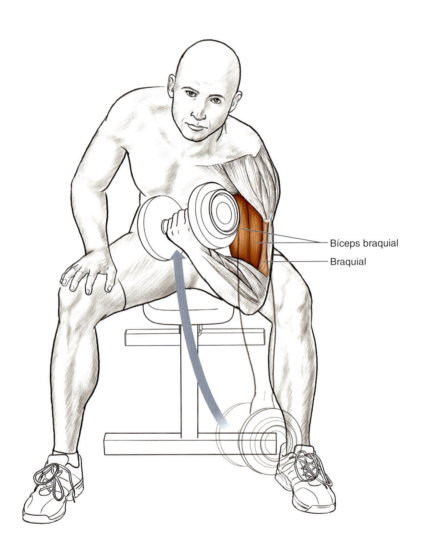

Bíceps braquial
Braquial

Execução

1. Sente-se na extremidade de um banco, afaste uma perna da outra de modo que formem um V e incline um pouco o tronco para frente.
2. Com o cotovelo apoiado contra a parte média da coxa, segure um haltere e levante-o, descrevendo um arco em direção ao ombro.
3. Abaixe lentamente o haltere de volta à posição inicial.

MEMBROS SUPERIORES ◄

Músculos envolvidos

Primário: bíceps braquial

Secundários: braquial, flexores do antebraço e dos dedos

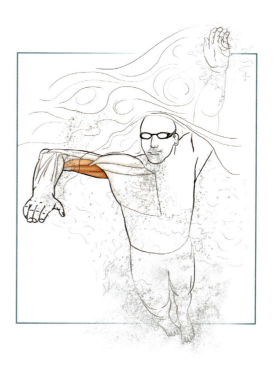

Enfoque na natação

Este exercício é útil se você tem dificuldade para manter a posição correta nos exercícios de rosca com barra ou com halteres, ou se você quer isolar o bíceps braquial e o braquial. Como o nome indica, o objetivo principal deste exercício é concentrar-se no movimento de rosca e, consequentemente, fortalecer os flexores do cotovelo. O segredo é manter o cotovelo estabilizado contra a face medial da coxa e executar o exercício de modo lento e controlado.

OMBROS

3

O cíngulo do membro superior é importante porque serve como ligação entre os membros superiores e o tronco. É também o principal ponto de movimentos giratórios, no qual ocorrem todos os deslocamentos do membro superior em todos os quatro nados. Ele é composto de três ossos: a clavícula, a escápula e o úmero[1]; e das articulações esternoclavicular, junção entre o esterno e a clavícula; acromioclavicular, constituída pela conexão entre a escápula e a clavícula; e glenoumeral, entre o úmero e a escápula. Este capítulo aborda os movimentos que ocorrem na articulação glenoumeral, também conhecida como articulação do ombro, e os movimentos da escápula. A articulação do ombro é uma das articulações de maior amplitude do corpo humano, o que pode ser demonstrado pela nossa capacidade de posicionar as mãos em qualquer ponto do nosso campo de visão. Essa grande amplitude de movimento é possível graças à combinação de seis movimentos que ocorrem no cíngulo do membro superior. A flexão compreende o levantamento do braço para frente, como se você levantasse a mão para responder a uma pergunta. O movimento contrário, a extensão, envolve o abaixamento do braço a partir da posição de flexão. Levantar a mão para o lado, afastando-a do corpo, é denominado abdução, e o ato de trazê-la de volta, aproximando-a do plano mediano, é conhecido como adução. Os dois últimos movimentos são rotacionais. A rotação lateral compreende a rotação da palma da mão para fora, enquanto a rotação medial requer que a palma da mão seja virada para dentro, como se a movimentasse para massagear o abdome.

Os músculos relacionados ao cíngulo do membro superior podem ser classificados em quatro grupos: rotadores (pivôs) da escápula, protetores do ombro, posicionadores do úmero e propulsores do úmero; um modo fácil de não se esquecer dos quatro grupos é lembrar-se dos quatro Ps. Os rotadores da escápula são o trapézio, o romboide maior, o romboide menor, o serrátil anterior e o peitoral menor. Como o nome indica, esses músculos são responsáveis pelo movimento de rotação da escápula para cima e para baixo. Também executam os movimentos de elevação e abaixamento e os de protração e retração. A rotação da escápula para cima pode ser facilmente visualizada quando você se posiciona atrás de um nadador e o observa no momento em que ele levanta os membros superiores para os lados até ficarem estendidos acima da cabeça. A elevação é o movimento que ocorre quando você "encolhe" os ombros. A retração é o movimento em que você aproxima as escápulas. Uma combinação simultânea desses movimentos com os movimentos da articulação do ombro permite a grande variedade de movimentos que podemos executar acima da cabeça. Para verificar a importância desses movimentos combinados, coloque a mão sobre a escápula de uma pessoa e peça a ela que levante a mão acima da cabeça. Perceba os vários movimentos da escápula conforme o braço é deslocado para diversas posições.

O trapézio é um grande músculo triangular que se fixa na linha mediana do corpo em diversos pontos ao longo da coluna vertebral, desde a base do crânio até a parte inferior da caixa torácica. A partir de sua origem, o trapézio converge lateralmente para inserir-se em regiões da clavícula e da escápula. Ele pode ser dividido em partes descendente, transversa e ascendente. A parte descendente é responsável pela elevação e rotação da escápula para

---

1 N.T.: O úmero é considerado um osso do braço e não do cíngulo. O cíngulo do membro superior forma uma "cinta" de ligação entre os ossos do tronco (esterno) e do braço (úmero).

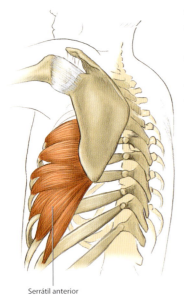

Figura 3.1 Serrátil anterior.

cima. A parte transversa ajuda na retração, e a ascendente contribui para o abaixamento e a rotação da escápula para baixo. Os romboides maior e menor estendem-se da coluna vertebral até a margem medial da escápula. Eles trabalham em conjunto com a parte transversa do trapézio para aproximar as escápulas. O serrátil anterior também se insere na margem medial da escápula, mas, em vez de se originar na linha mediana, ele tem sua origem na face externa das primeiras nove costelas e se estende entre a escápula e a caixa torácica (Fig. 3.1). Suas duas principais funções são auxiliar na rotação da escápula para cima e mantê-la aplicada à caixa torácica. Por fim, o peitoral menor é um pequeno músculo situado na face anterior da caixa torácica que se estende a partir das costelas II-III até uma estrutura situada na região superior da escápula denominada processo coracoide. Ele ajuda as fibras inferiores (ascendentes) do trapézio a abaixar a escápula.

Os rotadores da escápula apresentam três campos principais de atuação no nadador. Primeiro, a rotação adequada da escápula para cima é vital para que o nadador possa estender o máximo possível o membro superior à frente do corpo no momento em que a mão entra na água. Quanto mais alongado o nadador estiver, mais eficiente será sua braçada. A analogia de que as escápulas e seus rotadores são como a fundação de uma casa é a melhor maneira de se descrever o segundo campo de atuação desses músculos. Construir uma casa espetacular pode ser um ato de insensatez se a fundação estiver comprometida e prestes a desmoronar. O mesmo serve para o cíngulo do membro superior e a escápula. Se os rotadores da escápula estiverem fracos, o restante da cadeia cinética que compõe o membro superior entrará em colapso, aumentando o risco de lesão. Como discutido no Capítulo 2, ao executar exercícios para o membro superior, em especial aqueles que trabalham as articulações dos ombros, é preciso manter as escápulas estabilizadas. Veja a explicação de como estabilizar as escápulas no quadro da página 13. Por fim, o fortalecimento dos músculos posteriores de rotação da escápula (trapézio, romboides e serrátil anterior) ajuda a evitar que os ombros se curvem para frente, posição observada geralmente em nadadores em decorrência do hiperdesenvolvimento do latíssimo do dorso.

O grupo protetor do ombro, também conhecido como manguito rotador, é composto dos músculos supraespinal, infraespinal, redondo menor e subescapular (Fig. 3.2). O supraespinal estende-se ao longo da região superior da escápula e insere-se próximo à cabeça do úmero. Sua principal função é ajudar a iniciar os movimentos de abdução do braço. O infraespinal e o redondo menor originam-se na face posterior da escápula e inserem-se próximo ao supraespinal na cabeça do úmero. Esses dois músculos promovem a rotação lateral da escápula. O músculo subescapular estende-se pela região anterior do ombro e, como os outros músculos do manguito rotador, origina-se na escápula e insere-se próximo à cabeça do úmero[2]. Como o nome indica, a principal ação do manguito rotador é executar movimentos rotacionais na articulação do ombro. Em decorrência do tamanho reduzido, esses músculos contribuem pouco para gerar forças propulsivas durante o nado; no entanto, possuem um papel importante ao auxiliar na fase de recuperação em todos os tipos de nado. Outro papel extremamente importante é a função de "manguito", que estabiliza a articulação do ombro. Ao levar em conta o papel do manguito rotador na estabilização da articulação do ombro, lembre-se de que o ombro é uma articulação esferóidea que se

---

2 N.T.: Os músculos supraespinal, infraespinal e redondo maior inserem-se no tubérculo maior do úmero, enquanto o subescapular se fixa no tubérculo menor. Os tubérculos do úmero são adjacentes à cabeça do úmero.

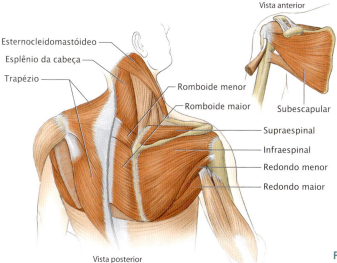

Figura 3.2 Escápula e pescoço.

assemelha a uma bola de golfe posicionada sobre o *tee*[3]. Os músculos do manguito rotador atuam como estabilizadores dinâmicos gerando forças contrárias que mantêm "a bola centralizada no *tee*". Em alguns casos, pode ocorrer desequilíbrio entre os músculos do manguito rotador, o que inibe seu mecanismo estabilizador aumentando o risco de lesão. A articulação do ombro sacrifica a estabilidade em prol da mobilidade e, portanto, depende da ação estabilizadora e protetora dos músculos do manguito rotador.

O próximo grupo muscular importante é o grupo posicionador, que, na verdade, é composto de apenas um músculo que possui três partes – clavicular (anterior), acromial (média) e espinal (posterior). O deltoide é o músculo do ombro que cobre a parte superior de sua articulação como um capuz (Fig. 3.3). Ele é considerado do grupo posicionador porque é o principal músculo responsável por alterar a posição do úmero e, portanto, de todo o membro superior. A parte clavicular é responsável por flexionar e girar medialmente a articulação do ombro. A parte espinal executa movimentos opostos: extensão e rotação lateral. A parte acromial tem a função de levantar o braço para o lado, movimento conhecido como abdução. O deltoide é mais ativo durante a fase de recuperação. Cada parte desempenha uma função importante no movimento do braço durante as várias etapas da fase de recuperação.

O último grupo muscular, os propulsores, inclui o latíssimo do dorso e o peitoral maior. Esse nome provém do fato de esses músculos serem os geradores primários de força na articulação do ombro. Devido ao grande número de exercícios que podem ser utilizados para trabalhar esses músculos, as contribuições deles para o movimento de um nadador e os exercícios relacionados serão revistos nos capítulos referentes ao tórax e dorso.

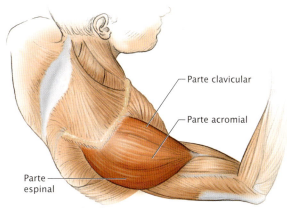

Figura 3.3 Deltoide.

---

3 N.T.: *Tee* é o nome dado ao pino em que o jogador de golfe posiciona a bola para dar a tacada inicial.

▶ OMBROS

Elevação anterior

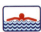

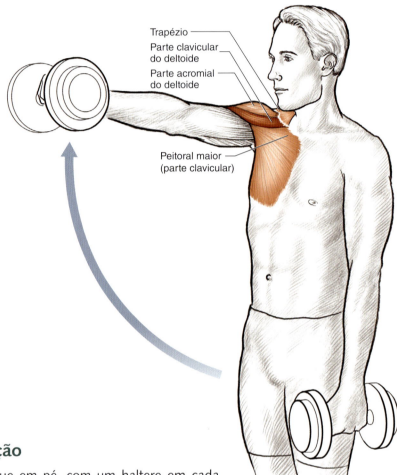

Execução

1. Fique em pé, com um haltere em cada mão, mantendo os membros superiores estendidos ao lado do corpo e as palmas das mãos voltadas para as coxas.
2. Com o cotovelo discretamente flexionado, levante o haltere direito para frente até o nível dos ombros.
3. Enquanto levanta o haltere, gire lentamente a mão de modo que a palma fique voltada para o solo no final do movimento.
4. Quando começar a abaixar o haltere direito, inicie o movimento com o haltere esquerdo.

Músculos envolvidos

Primário: parte clavicular do deltoide

Secundários: parte acromial do deltoide, trapézio, peitoral maior (parte clavicular)

OMBROS

Enfoque na natação

A parte clavicular do deltoide, principal porção muscular trabalhada neste exercício, é fundamental na fase de recuperação dos nados Borboleta, de Peito e, principalmente, de Costas. No nado Borboleta, ela permanece ativa durante a segunda metade da recuperação e, no nado de Peito, contribui para guiar os movimentos do braço e da mão desde a posição sob o tórax do nadador até a posição completamente estendida e alongada, maximizando a eficácia da braçada. Toda a fase de recuperação do nado de Costas, desde a saída da água até a reentrada, também depende da ação da parte clavicular do deltoide. À medida que a velocidade da braçada e a necessidade de recuperação rápida aumentam, maior atividade muscular é exigida.

Você pode usar este exercício para aperfeiçoar o movimento de estabilização da escápula descrito anteriormente. Para executá-lo, mantenha-se em posição bem ereta e preste atenção para manter as escápulas retraídas. Execute o exercício mantendo-as nessa posição. Peça a um observador para posicionar-se atrás de você enquanto monitora seus movimentos, certificando-se de que seus ombros não comecem a se deslocar para frente.

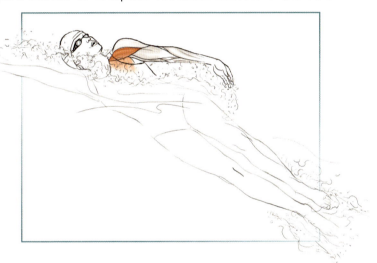

VARIAÇÃO
Elevação anterior com extensor

O extensor permite trabalhar os mesmos músculos, porém, devido à facilidade de variação de resistência ao esticá-lo e afrouxá-lo, essa variação pode ser melhor que o exercício com haltere para um programa no deque da piscina.

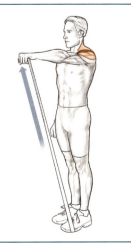

▶ OMBROS

Elevação lateral

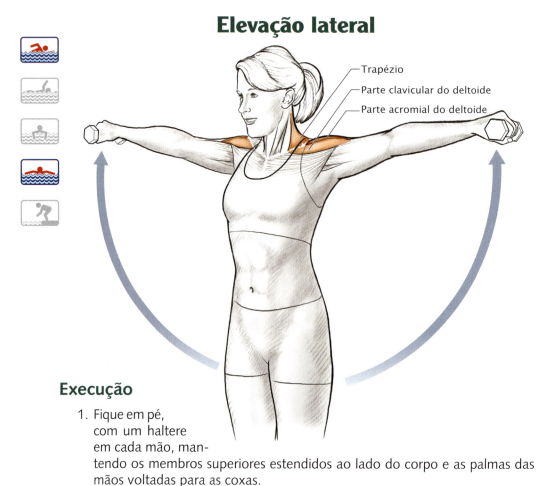

Execução

1. Fique em pé, com um haltere em cada mão, mantendo os membros superiores estendidos ao lado do corpo e as palmas das mãos voltadas para as coxas.
2. Com os cotovelos discretamente flexionados, levante os halteres para os lados até o nível dos ombros.
3. Abaixe os halteres devagar.

Músculos envolvidos

Primário: parte acromial do deltoide

Secundários: parte clavicular do deltoide, parte espinal do deltoide, supraespinal, trapézio

Enfoque na natação

O foco principal deste exercício é a parte acromial do deltoide, um dos músculos envolvidos na fase de recuperação dos nados Crawl e Borboleta. Diferentemente do nado Crawl, no Borboleta não há rolamento do corpo para ajudar na recuperação do membro superior, o que determina grande dependência do deltoide, especialmente de sua parte acromial, para reposicionar o membro superior.

Da mesma maneira que na elevação anterior, ao executar este exercício procure também manter uma postura ereta. Este é um bom exercício-base para praticar a estabilização da escápula ao realizar exercícios para o membro superior.

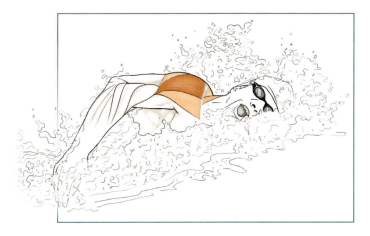

⚠️ **DICA DE SEGURANÇA** Para evitar sobrecarga dos músculos do manguito rotador, que estabilizam a articulação do ombro durante o exercício, não levante os halteres acima do nível dos ombros.

VARIAÇÕES

Elevação lateral com extensor

O extensor permite trabalhar os mesmos músculos, porém, devido à facilidade de variação de resistência ao esticá-lo e afrouxá-lo, essa variação pode ser melhor que o exercício com haltere para um programa no deque da piscina.

Elevação lateral com rotação lateral

Como descrito anteriormente, o ato de levantar os membros superiores acima do nível dos ombros com as palmas das mãos para baixo pode ser prejudicial. A execução da rotação lateral no final do movimento muda a posição dos ombros de modo a permitir o movimento dos membros superiores acima do nível dos ombros, enquanto evita a sobrecarga do manguito rotador. Para completar a rotação lateral, imagine que as mãos se movimentam como os ponteiros de um relógio. Inicie na posição de 6 horas com as palmas voltadas para baixo, gire as duas mãos para cima até a posição de 12 horas.

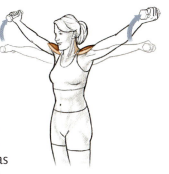

▶ OMBROS

Exercício T

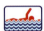

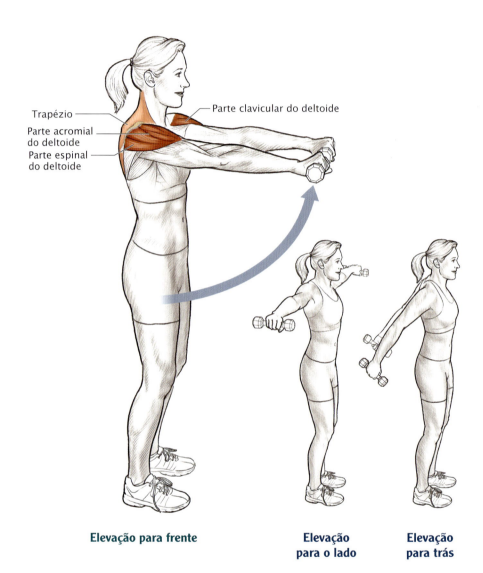

Elevação para frente **Elevação para o lado** **Elevação para trás**

Execução

1. Com um haltere em cada mão e os membros superiores estendidos, levante as mãos para frente até os halteres chegarem no nível dos ombros.
2. Retorne à posição inicial e, em seguida, levante os halteres para os lados até o nível dos ombros novamente.
3. Retorne à posição inicial e então levante os halteres para trás cerca de 45°.
4. Comece novamente com a elevação para frente.

OMBROS

Músculos envolvidos

Primário: deltoide (partes clavicular, acromial e espinal)

Secundários: supraespinal, trapézio

Enfoque na natação

Este exercício trabalha as três partes do deltoide (clavicular, acromial e espinal), tornando-se excelente e abrangente para fortalecer os ombros. Consequentemente, ele potencializa a fase de recuperação dos quatro nados. Para o nadador jovem iniciante no esporte, este é um bom exercício para o desenvolvimento inicial da força no ombro, a qual será importante conforme o nadador progride e aumenta gradualmente seu alcance em distância. Para os nadadores mais experientes, devido ao trabalho de vários movimentos, este exercício é mais apropriado para desenvolver resistência no início de uma temporada ou ao se recuperar de uma lesão.

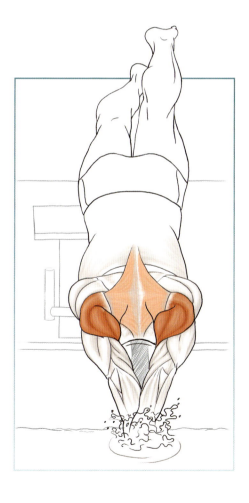

▶ OMBROS

Desenvolvimento sentado com halteres

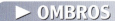

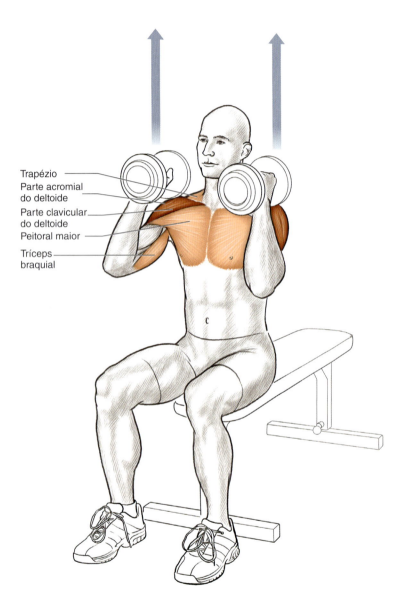

Trapézio
Parte acromial do deltoide
Parte clavicular do deltoide
Peitoral maior
Tríceps braquial

Execução

1. Sentado com o tronco ereto, segure os halteres no nível dos ombros, com os cotovelos próximos e as palmas das mãos voltadas para o corpo.
2. Empurre os halteres para cima até que os cotovelos fiquem totalmente estendidos.
3. Abaixe os halteres devagar até a posição inicial.

OMBROS

Músculos envolvidos

Primário: partes clavicular e acromial do deltoide

Secundários: peitoral maior, parte espinal do deltoide, trapézio, supraespinal, tríceps braquial

Enfoque na natação

Para maximizar a distância por braçada, você deve entrar com o membro (ou membros) superior(es) estendido(s) na água e o corpo em posição alongada. Este exercício ajuda a desenvolver força acima da cabeça e confiança para aumentar o alcance do membro superior ao entrar na água.

O exercício descrito aqui é uma versão modificada do desenvolvimento com halteres clássico executado no levantamento de peso tradicional. A versão clássica geralmente é realizada com os halteres em posição de "mãos ao alto", com as palmas voltadas para frente. O nadador deve evitar essa posição, no entanto, pois pode sobrecarregar os ombros e ser prejudicial quando combinada com o esforço já presente em decorrência da distância percorrida na água.

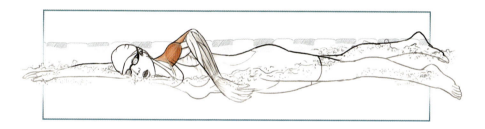

⚠️ **DICA DE SEGURANÇA** Em decorrência da natureza do exercício realizado acima da cabeça, os nadadores jovens que podem não ter força e coordenação para controlar o movimento não devem executá-lo. Se estiver com dor no ombro ou apresentar histórico recente de dor, você deve seguir a regra 90/90 ao executar este exercício e outros que trabalhem os membros superiores. A regra 90/90 determina que você deve evitar movimentar o ombro abaixo de 90° de abdução ou flexão e evitar flexionar o cotovelo além de 90°.

▶ OMBROS

Crucifixo com halteres
(tronco inclinado para frente)

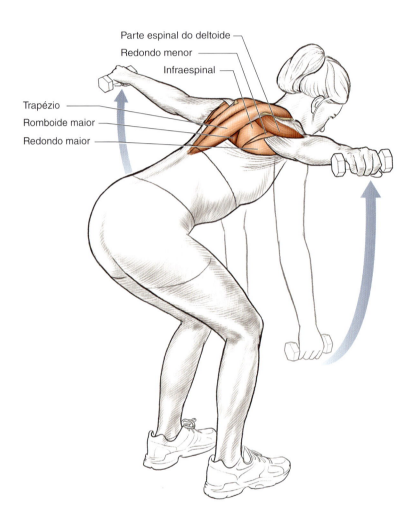

Execução

1. Em pé, com o dorso plano, incline o tronco para frente até que o dorso fique paralelo ao solo.
2. Com os membros superiores estendidos para baixo, segure os halteres de modo que as palmas das mãos fiquem voltadas uma para outra.
3. Mantendo os membros superiores estendidos, levante os halteres de modo a descrever um arco, até os cotovelos chegarem no nível dos ombros.
4. Contrapondo-se à gravidade, abaixe lentamente os halteres de volta à posição inicial.

OMBROS

Músculos envolvidos

Primários: romboide maior, romboide menor, parte espinal do deltoide

Secundários: trapézio, infraespinal, redondo maior, redondo menor

Enfoque na natação

Este exercício pode priorizar duas regiões, dependendo da quantidade de peso utilizada. Pesos leves exigem mais esforço para a retração das escápulas ao final do exercício, concentrando-se no recrutamento dos romboides maior e menor. Essa é uma maneira eficaz de trabalhar os romboides a fim de aprimorar seu papel como estabilizadores dinâmicos das escápulas, o que, por conseguinte, aumentará a força de fixação das escápulas e diminuirá o risco de lesão. Quando se aumenta o peso, a prioridade passa dos romboides para a parte espinal do deltoide, na parte posterior do ombro. Ao trabalhar esses dois grupos musculares neste exercício, você aumentará a força disponível durante a fase de recuperação dos nados de Peito e Borboleta e contribuirá para a fase inicial da recuperação do nado Crawl.

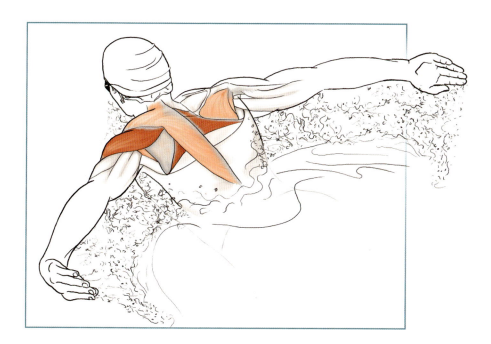

⚠️ **DICA DE SEGURANÇA** Lembre-se de manter a cabeça alinhada com o dorso durante este exercício. Levantar a cabeça causará arqueamento da região lombar e abaixá-la aumentará a curvatura da parte superior do dorso. Qualquer um desses movimentos sobrecarregará as regiões média e inferior do dorso.

▶ OMBROS

T, Y, A em decúbito ventral (*blackburn*)

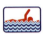

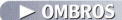

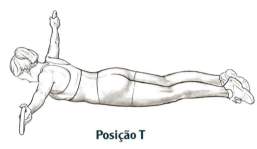

Posição T

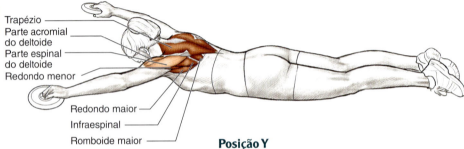

Trapézio
Parte acromial do deltoide
Parte espinal do deltoide
Redondo menor

Redondo maior
Infraespinal
Romboide maior

Posição Y

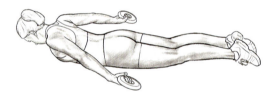

Posição A

Execução

1. Deitado no solo em decúbito ventral, curve levemente a parte superior do dorso e levante os ombros do solo.
2. Na posição T, com os polegares apontando para o alto, balance as mãos para cima e para baixo durante 30 segundos.
3. Mude para a posição Y, com as palmas das mãos voltadas para baixo, e balance as mãos para cima e para baixo por 30 segundos.
4. Finalize com as mãos abaixadas ao lado do corpo formando um A. Com as palmas das mãos voltadas para cima, balance as mãos para cima e para baixo durante 30 segundos.

Músculos envolvidos

Primários: romboide maior, romboide menor, infraespinal, redondo maior, redondo menor, supraespinal, trapézio

Secundário: partes clavicular, acromial e espinal do deltoide

OMBROS

Enfoque na natação

Em decorrência das diversas posições de ombro utilizadas, este exercício visa trabalhar a maior parte dos músculos que fixam a escápula (estabilizadores). Ele tornará possível aumentar a estabilidade da escápula, o que, por sua vez, ajudará a transferir as forças geradas pelos membros superiores ao restante do corpo durante o nado e a prevenir lesões no ombro.

Este exercício concentra-se em aproximar (retrair) as escápulas e executar pequenos movimentos rápidos e oscilantes com os membros superiores. Conforme a resistência aumenta e você já consegue manter a postura ideal em cada uma das três posições por 60 segundos, ainda poderá utilizar pesos, como mostrado na figura, para tornar o exercício mais difícil. Esses músculos são pequenos, portanto, no início os pesos usados devem ser bem leves (0,5 a 1,0 kg) e aumentados gradualmente.

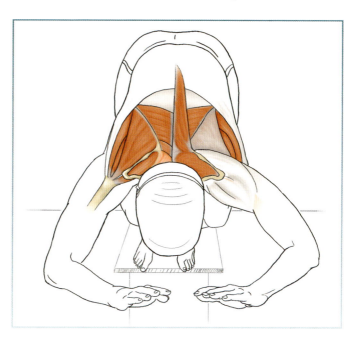

VARIAÇÃO

T, Y, A com bola de estabilidade

Embora este exercício se torne muito mais difícil com uma bola de estabilidade, ele simula com mais fidelidade as exigências impostas durante o nado. Na água, é importante manter o corpo alinhado desde os pés até o ponto mais alto da cabeça.

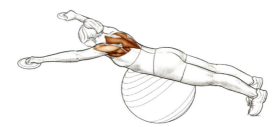

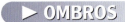

OMBROS

Protração de escápula em prancha

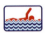

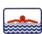

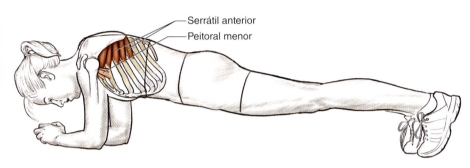

Serrátil anterior
Peitoral menor

Execução

1. Com a face voltada para o solo, apoie-se sobre os dedos dos pés e os antebraços.
2. Mantenha o corpo em linha reta, abaixando o tórax enquanto mantém os ombros na posição e aproxima posteriormente as escápulas (retração).
3. Movimentando os ombros (protração das escápulas), empurre o corpo para cima.

Músculos envolvidos

Primário: serrátil anterior

Secundário: peitoral menor

Enfoque na natação

O único alvo deste exercício é um músculo denominado serrátil anterior, importante para manter a escápula firmemente aplicada ao dorso. A debilidade desse músculo causará o "alamento" da escápula, um sinal de que ela não está sendo controlada de modo adequado, e consequentemente aumentará o risco de lesão no ombro. O serrátil anterior também é importante na rotação da escápula para cima para movimentos acima da cabeça, o que ajuda a alongar a braçada.

O propósito de executar este exercício com os antebraços e não com as mãos é isolar os movimentos da região do ombro.

OMBROS

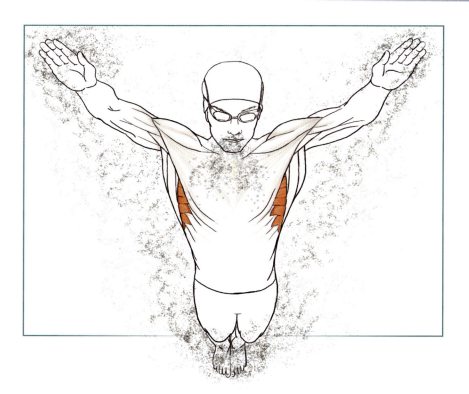

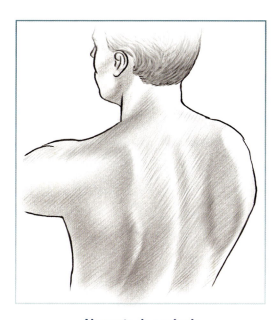

Alamento da escápula

▶ OMBROS

Mergulho sentado

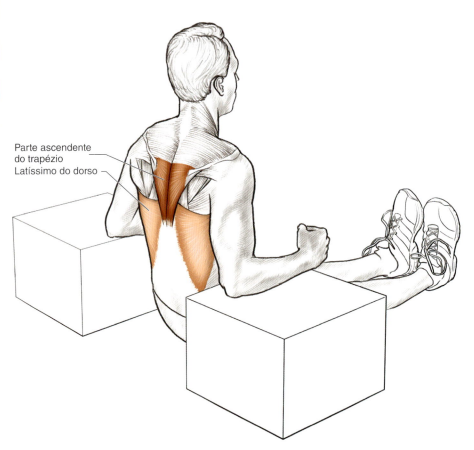

Parte ascendente do trapézio
Latíssimo do dorso

Execução

1. Sente-se, com o tronco ereto, entre dois blocos com 15 cm de altura e posicione as mãos de modo que fiquem paralelas ao tronco. Os cotovelos devem estar flexionados em 90°, o que permitirá apoiar os antebraços sobre os blocos.
2. Faça força para baixo com os antebraços, levantando as nádegas do solo e trabalhando o movimento de abaixamento dos ombros.
3. Realize o movimento inverso até tocar levemente o solo e repita.

OMBROS

Músculos envolvidos

Primário: parte ascendente do trapézio

Secundários: peitoral maior, peitoral menor, latíssimo do dorso

Enfoque na natação

Este exercício ajuda a aumentar a estabilidade da articulação do ombro e corrigir mudanças na postura observadas com frequência em nadadores. Ele trabalha as fibras ascendentes (inferiores) do trapézio, visto que sua debilidade pode levar a lesões no ombro. O fortalecimento das fibras ascendentes do trapézio também ajuda a corrigir a postura protraída do ombro, comum em nadadores.

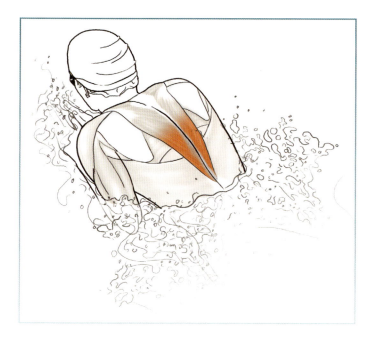

OMBROS

Rotação medial com extensor

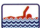

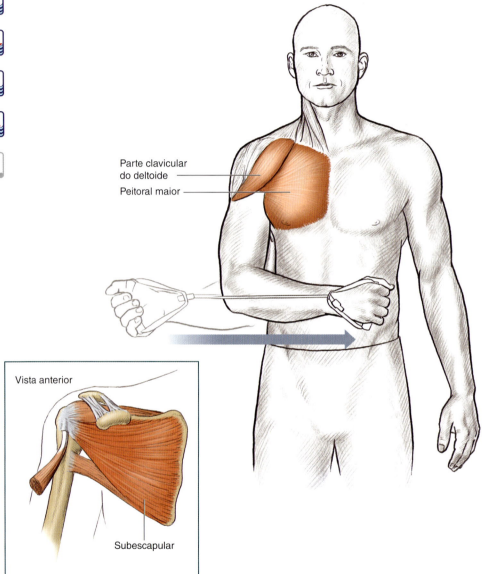

Parte clavicular do deltoide
Peitoral maior

Vista anterior
Subescapular

Execução

1. Fique em pé, posicionado lateralmente a 120 cm de um pilar com um extensor fixado no nível do cotovelo. Segure a extremidade do extensor com o membro superior situado mais próximo a ele e flexione o cotovelo em 90°.
2. Movimente a mão, descrevendo um arco à frente do corpo, até ela tocar o tronco. Mantenha o antebraço paralelo ao solo durante o movimento.
3. Retorne lentamente à posição inicial.

OMBROS

Músculos envolvidos

Primário: subescapular

Secundários: peitoral maior, latíssimo do dorso, parte clavicular do deltoide

Enfoque na natação

O subescapular é um dos quatro músculos do manguito rotador, grupo muscular importante para estabilizar a articulação do ombro durante exercícios repetitivos do membro superior; portanto, exercícios que trabalham o subescapular desempenham um papel vital na prevenção de lesões. Lembre-se de que os músculos do manguito rotador se originam na escápula, portanto, ao realizar este exercício você deve estabilizá-la, mantendo-a retraída durante todo o exercício. Colocar uma toalha entre o cotovelo e o lado do corpo, como mostrado na figura, ajuda a aliviar a tensão em alguns músculos-chave e serve para que você não se esqueça de manter o cotovelo firmemente posicionado ao lado do tronco enquanto gira o braço.

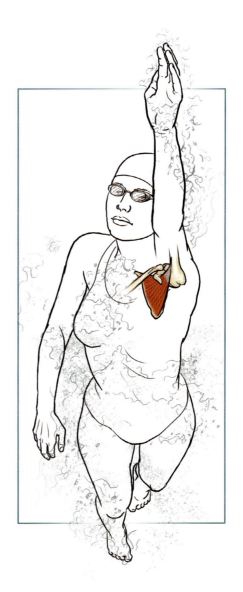

▶ OMBROS

Rotação lateral com extensor

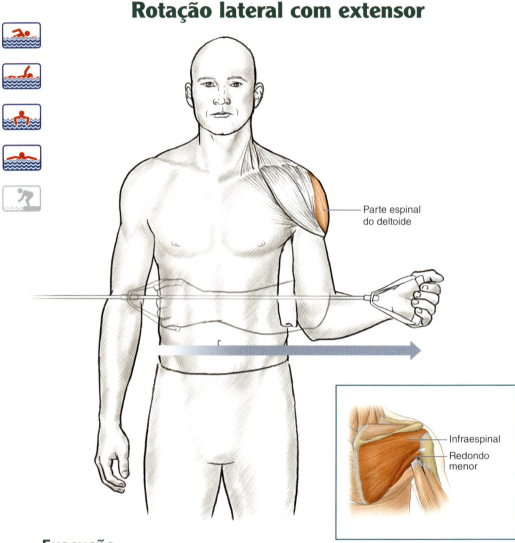

Execução

1. Fique em pé, posicionado lateralmente a 120 cm de um pilar com um extensor fixado no nível do cotovelo. Segure a extremidade do extensor com o membro superior que está mais afastado dele e flexione o cotovelo em 90°.
2. Movimente a mão, afastando-a do corpo e descrevendo um arco de 90°. Mantenha o antebraço paralelo ao solo durante todo o movimento.
3. Retorne lentamente à posição inicial.

Músculos envolvidos

Primários: infraespinal, redondo menor

Secundário: parte espinal do deltoide

OMBROS

Enfoque na natação

A rotação lateral isola o infraespinal e o redondo menor, dois componentes do manguito rotador. Esses músculos são importantes para estabilizar a articulação do ombro durante os movimentos repetitivos do membro superior. É importante incluir este exercício para trabalhar os desequilíbrios de força, visto que todos os nados, exceto o nado de Costas, exigem movimentos intensos de rotação medial do braço na articulação do ombro.

Lembre-se de que os músculos do manguito rotador se originam na escápula, portanto, ao realizar este exercício você deve estabilizá-la. Mantenha-a retraída durante todo o exercício. Colocar uma toalha entre o cotovelo e o lado do corpo, como mostrado na figura, ajuda a aliviar a tensão em alguns músculos-chave e serve para que você não se esqueça de manter o cotovelo firmemente posicionado ao lado do tronco enquanto gira o braço.

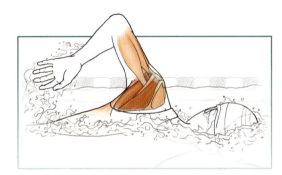

VARIAÇÕES

Rotação lateral com haltere em decúbito lateral

Em decúbito lateral, com o cotovelo flexionado em 90°, gire o braço de modo que o haltere se afaste do abdome, descrevendo um arco para cima. Evite rodar a parte superior do corpo, pois isso reduzirá o isolamento da articulação do ombro. Os halteres proporcionam resistência mais uniforme que o extensor.

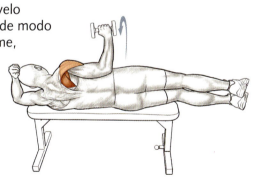

Rotação lateral bilateral

Realize essa variação para rotação lateral segurando extensores com as duas mãos na posição inicial. Segure em cada uma das mãos a extremidade de um extensor. Nessa posição inicial, deve haver uma pequena tensão no extensor. A seguir, gire lateralmente os dois braços em 45°, enquanto, ao mesmo tempo, retrai as escápulas. Mantenha essa posição por 3 a 4 segundos e, em seguida, retorne à posição inicial.

> OMBROS

Passo de caranguejo

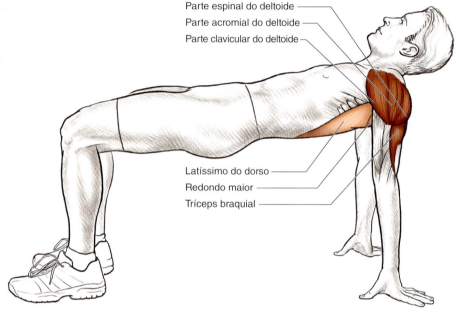

Parte espinal do deltoide
Parte acromial do deltoide
Parte clavicular do deltoide
Latíssimo do dorso
Redondo maior
Tríceps braquial

Execução

1. Apoie as mãos e os pés no solo e mantenha a face voltada para cima.
2. Levante as nádegas do solo contraindo os músculos glúteos.
3. Comece a "andar" movendo primeiro as mãos e depois os pés.
4. Evite tensão excessiva no ombro movendo as mãos não mais que 15 a 20 cm de cada vez.

Músculos envolvidos

Primários: parte clavicular do deltoide, parte acromial do deltoide, parte espinal do deltoide, manguito rotador (supraespinal, infraespinal, redondo menor, subescapular), tríceps braquial

Secundários: latíssimo do dorso, redondo maior

OMBROS

Enfoque na natação

Este exercício versátil e excelente trabalha o deltoide, o manguito rotador e o tríceps braquial, músculos que contribuem para todos os tipos de nado de competição. O recrutamento do deltoide é benéfico para a fase de recuperação dos nados. O fortalecimento do manguito rotador ajudará a desenvolver estabilidade no ombro, e o tríceps braquial é um colaborador variável para a fase de propulsão de cada nado. Além disso, o movimento posterior, executado durante o exercício, ajudará a desenvolver consciência da posição da mão em relação ao corpo e assim melhorará a mecânica do movimento.

Outra vantagem é que o exercício posiciona o ombro em cadeia fechada. Exercícios com esse propósito aumentam o recrutamento de músculos estabilizadores em torno da articulação do ombro. O termo *cadeia fechada* significa que o ponto de apoio no exercício, neste caso a mão, está em contato com o solo.

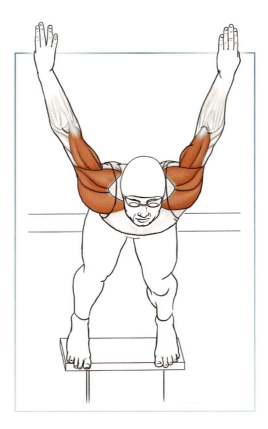

▶ OMBROS

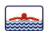

Arremesso com uma mão acima da cabeça

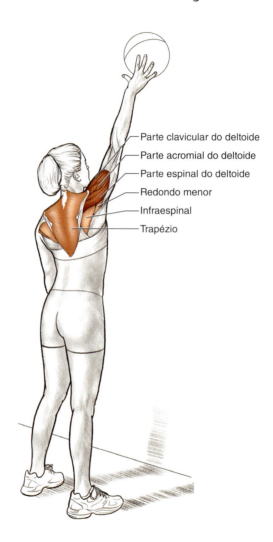

Execução

1. Posicione-se em frente a uma parede mantendo uma distância de 30 cm. Inicialmente, segure uma bola preenchida com ar (p. ex., bola de futebol) na palma da mão, como um garçom segura a bandeja acima da cabeça.
2. Inicie um movimento de arremesso com todo o membro superior. O alvo na parede está na posição de 11 horas (para o membro esquerdo) ou 1 hora (para o membro direito).
3. Execute arremessos pequenos e rápidos.

Músculos envolvidos

Primários: partes clavicular, acromial e espinal do deltoide

Secundários: trapézio, manguito rotador (supraespinal, infraespinal, redondo menor, subescapular)

Enfoque na natação

Este exercício é útil para desenvolver força quando a mão está acima da cabeça, o que aumenta sua confiança quando você tenta alongar a braçada. Neste exercício, a posição da mão simula aquela verificada nos nados Crawl e Borboleta. Uma consequência benéfica dele é desenvolver a rápida transição do agarre, em ambos os nados, para a puxada.

Ao executar o arremesso da bola, execute movimentos pequenos e rápidos para priorizar o trabalho do deltoide e do manguito rotador. Este exercício desenvolve resistência nos músculos estabilizadores da escápula e do manguito rotador, ajudando na prevenção de lesões. Ao executar movimentos amplos, você recruta o peitoral e o latíssimo do dorso, o que não é o objetivo deste exercício.

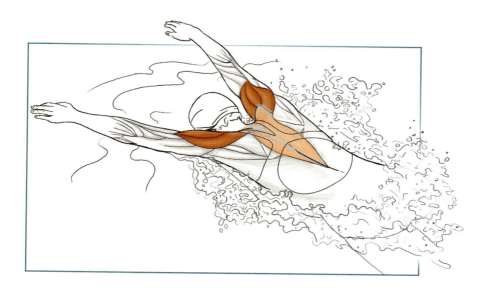

TÓRAX

4

O principal músculo do tórax, o peitoral maior, é um dos dois músculos propulsores do úmero envolvidos na geração da maior parte das forças que impulsionam o nadador pela água. Com o auxílio dos músculos do cíngulo do membro superior, descritos no Capítulo 3, e dos músculos do membro superior, descritos no Capítulo 2, as forças geradas pelo peitoral maior são transmitidas ao antebraço e à mão, que servem como os principais condutores de força através dos quais o nadador orienta o corpo na água. Outros músculos do tórax são o peitoral menor e o serrátil anterior.

O peitoral maior (Fig. 4.1) geralmente é dividido em duas partes: clavicular (superior) e esternocostal (inferior)[1]. A parte clavicular compreende a porção superior do peitoral maior e origina-se na superfície anterior da metade medial da clavícula. A parte esternocostal constitui a porção inferior e origina-se na face anterior do esterno e nas seis primeiras cartilagens costais. As porções superior e inferior convergem para transpor a articulação do ombro e fixar-se por meio de um tendão no úmero. Quando o peitoral maior contrai e traciona o úmero, ocorrem os seguintes movimentos na articulação do ombro: flexão, extensão, adução e rotação medial. A flexão desloca o braço para frente a partir de sua posição ao lado do tronco. A extensão, ao contrário da flexão, promove o retorno do braço para o lado do tronco a partir da posição de flexão. A adução compreende o deslocamento do braço em direção ao plano mediano do corpo após ter sido levantado para o lado, em um movimento que pode ser realizado tanto em direção horizontal quanto vertical. Na rotação medial, a mão se desloca em arco, à frente do corpo, de modo que sua palma toque o abdome. Para uma descrição mais detalhada do peitoral menor e do serrátil anterior, consulte a introdução do Capítulo 3. Para este capítulo é melhor considerar a função desses músculos como auxiliar na estabilização da escápula e na rotação da articulação do ombro, enquanto o peitoral maior atua sobre o úmero. Vários outros músculos também são ativados durante os exercícios descritos neste capítulo. A parte clavicular do deltoide muitas vezes atua como auxiliar do peitoral maior durante a flexão do ombro. O latíssimo do dorso ajuda na extensão do ombro, e o tríceps braquial atua para estender a articulação do cotovelo em muitos exercícios de empurrar que trabalham o peitoral maior.

Como mencionado anteriormente, o peitoral maior é um dos dois principais músculos geradores de força que agem para impelir o nadador pela água. Durante os nados Crawl e Borboleta, quando a mão entra na água e corpo está em posição alongada, o peitoral maior inicia a puxada. Nesse momento, a porção superior do peitoral maior contribui de maneira fundamental para o movimento. Conforme a mão se movimenta em direção a

---

1 N.T.: O músculo peitoral maior ainda possui uma terceira porção denominada parte abdominal, que se origina na aponeurose do músculo obliquo externo do abdome.

ANATOMIA DA NATAÇÃO

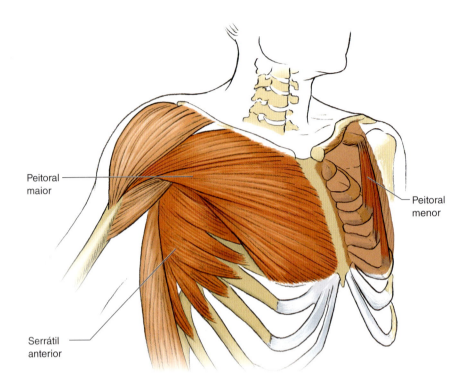

Figura 4.1 Músculos do tórax.

seu ponto de ancoragem, a porção inferior do peitoral maior e o latíssimo do dorso atuam para ajudar a impulsionar o nadador pela água, e, quando finalmente a mão passa sob a articulação do ombro, a contribuição da porção superior do peitoral maior diminui e a porção inferior assume a responsabilidade principal de completar a fase de propulsão. Do mesmo modo que nos nados Crawl e Borboleta, no nado de Peito a porção superior do peitoral maior é importante para iniciar a fase de propulsão da braçada, começando com a varredura das mãos para fora. Quando as mãos passam então ao movimento de varredura para dentro, o peitoral maior continua colaborando, funcionando para aduzir e girar medialmente o braço na articulação do ombro. Esse músculo também é ativo durante a transição da fase de propulsão para a fase de recuperação, quando as mãos se aproximam na linha mediana do corpo. No nado de Costas, a contribuição do peitoral maior na porção inicial da puxada depende da técnica do nadador. Aqueles que apresentam um agarre inicial profundo dependem menos do peitoral maior e mais do latíssimo do dorso para gerar força. Já os que apresentam um agarre mais superficial têm no peitoral maior o principal contribuidor. Mas nos dois casos, a contribuição inicial provém da porção superior do peitoral maior, e, conforme o nadador avança no movimento de puxada, a porção inferior assume a responsabilidade principal pelo restante dessa fase.

Um aspecto importante ao elaborar um programa de exercícios no solo e escolher os exercícios deste capítulo é ter em mente que, em geral, o peitoral maior não é uma área de considerável debilidade nos nadadores, pois os movimentos da natação o ativam de modo intenso. Portanto, embora seja importante utilizar exercícios que trabalhem os músculos do tórax, lembre-se de que um dos objetivos principais de um programa de exercícios no solo é priorizar os desequilíbrios musculares, e não acentuá-los. A fim de evitar exagerar nos exercícios para o tórax, use uma proporção de 2:1 entre exercícios de puxada, que priorizam o trabalho do latíssimo do dorso, e exercícios de empurrada, que priorizam o peitoral maior.

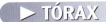 **TÓRAX**

Flexão no solo

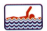

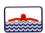

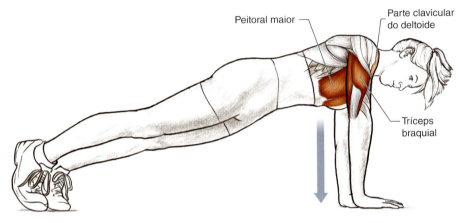

Execução

1. Apoie as mãos no solo no nível dos ombros e um pouco mais afastadas que a distância entre eles. Apoie também a parte inferior do corpo sobre os dedos dos pés.
2. Mantendo o corpo alinhado, desde os tornozelos até o ponto mais alto da cabeça, pressione contra o solo para levantar a parte superior do corpo, até que os cotovelos estejam quase totalmente estendidos.
3. Abaixe o corpo até que o tórax chegue a 2,5 cm do solo.

Músculos envolvidos

Primários: peitoral maior, tríceps braquial

Secundário: parte clavicular do deltoide

Enfoque na natação

Flexões são exercícios complementares úteis para qualquer programa no solo, pois podem ser executadas em quase todos os lugares sem qualquer equipamento e trazem benefícios ao nadador como exercícios de fortalecimento e estabilização. Como exercício de fortalecimento, as flexões trabalham sobretudo o tríceps braquial e o peitoral maior, dois músculos utilizados durante a fase de propulsão de todos os nados. Elas trabalham também grupos de músculos estabilizadores (manguito rotador e estabilizadores da escápula) da articulação do ombro, mantendo-o em posição de cadeia fechada.

Você deve controlar sua postura ao executar este exercício. Uma falha técnica comum é não manter o corpo alinhado dos tornozelos ao vértice da cabeça. Dois

TÓRAX

fatores que determinam essa falha são a posição inadequada da cabeça e a debilidade da musculatura estabilizadora do *core*. Qualquer um desses problemas leva a um aumento de concavidade ou convexidade na região lombar, o que sobrecarrega a coluna vertebral. Se você não conseguir manter a postura adequada, modifique o exercício começando pelo apoio sobre os joelhos em vez dos dedos dos pés.

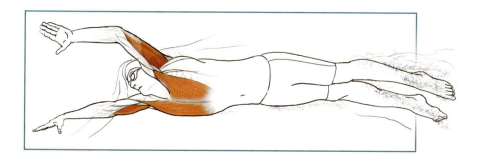

⚠️ **DICA DE SEGURANÇA** Ao abaixar exageradamente o tórax você pode sobrecarregar a parte anterior do ombro. Pessoas com lesões no ombro, ou com histórico de lesões no ombro, devem evitar esse movimento.

VARIAÇÕES

Flexão pliométrica

Flexões pliométricas priorizam a contração muscular explosiva, ao contrário das flexões tradicionais, que enfatizam movimentos lentos e controlados. O movimento rápido e explosivo pode ser útil para ensinar aos nadadores como executar uma saída explosiva contra a parede ao realizar viradas simples. Nas flexões pliométricas, para levantar o corpo, executam-se empurrões explosivos contra o solo, de modo que as mãos deixem de tocá-lo. É necessário cuidado ao indicar este exercício a nadadores jovens, que podem não ter coordenação para se segurar no fim do movimento.

Flexão com joelhos apoiados no solo

Esta é uma boa variação de transição para nadadores que estão aprendendo a executar flexões ou que não possuem força suficiente na parte superior do corpo ou no *core* para manter a posição correta.

► TÓRAX

Flexão no solo com pés elevados

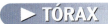
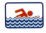

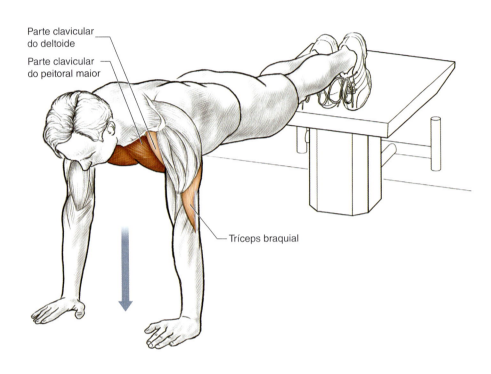

Execução

1. Apoie as mãos no solo no nível dos ombros e um pouco mais afastadas que a distância entre eles.
2. Com os pés apoiados em uma superfície elevada, como um bloco de partida para natação, e o corpo alinhado, dos tornozelos até o ponto mais alto da cabeça, pressione contra o solo para levantar a parte superior do corpo, até que os cotovelos estejam quase totalmente estendidos.
3. Abaixe o corpo até que o tórax chegue a 2,5 cm do solo.

Músculos envolvidos

Primário: peitoral maior (parte clavicular)

Secundários: parte clavicular do deltoide, tríceps braquial

⚠️ **DICA DE SEGURANÇA** Visto que este exercício é mais complexo e exige mais força, nadadores jovens não devem executá-lo.

TÓRAX

Enfoque na natação

A posição alterada do corpo prioriza as partes claviculares do peitoral maior e do deltoide. Quanto mais altos estiverem os pés, mais esforço será feito por essa musculatura. Esse esforço modificado trabalha a parte do peitoral maior utilizada durante a metade frontal da puxada dos nados Borboleta, Crawl e de Peito. Note que a posição modificada cria um exercício muito mais difícil e impõe mais tensão à articulação do ombro, portanto, somente os nadadores que conseguem manter posição e técnica adequadas na flexão no solo tradicional devem executar este exercício. Uma boa maneira de evoluir para a execução deste exercício é elevar gradualmente a posição dos pés.

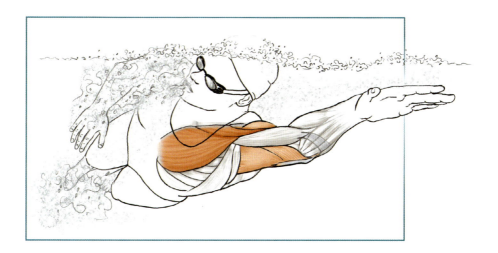

VARIAÇÃO

Flexão no solo com pés sobre a bola de estabilidade

A variação com bola de estabilidade trabalha os mesmos grupos musculares, porém é mais difícil devido à natureza instável da bola. O exercício pode se tornar mais difícil aumentando-se a pressão de ar no interior da bola ou apoiando apenas os dedos dos pés sobre a bola, e não os pés por inteiro.

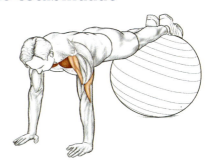

▶ TÓRAX

Flexão sobre *medicine ball*

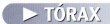

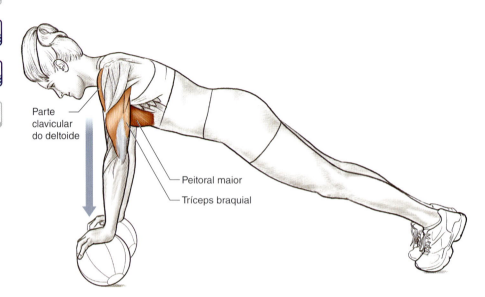

Execução

1. Posicione duas *medicine balls* afastadas entre si com a mesma distância entre os ombros. Apoie uma mão em cada bola e a parte inferior do corpo sobre os dedos dos pés.
2. Mantendo o corpo alinhado, desde os tornozelos até o ponto mais alto da cabeça, pressione contra a bola para levantar a parte superior do corpo, até que os cotovelos estejam quase totalmente estendidos.
3. Abaixe o corpo até que o tórax chegue a 2,5 cm do solo.

Músculos envolvidos

Primário: peitoral maior

Secundários: parte clavicular do deltoide, tríceps braquial

⚠️ **DICA DE SEGURANÇA** Ao abaixar exageradamente o tórax você pode sobrecarregar a parte anterior do ombro. Pessoas com lesões no ombro, ou com histórico de lesões no ombro, devem evitar esse movimento.

TÓRAX

Enfoque na natação

Introduzir o uso de *medicine balls* é um modo eficaz de aumentar a dificuldade do exercício de flexão para uma pessoa que consegue manter a técnica apropriada durante a execução de flexões tradicionais. A natureza instável das *medicine balls* aumenta a demanda funcional na musculatura do ombro e nos estabilizadores do *core*, que deverão se opor às mãos posicionadas sobre essa superfície instável. Além disso, a posição modificada das mãos permite maior amplitude de movimento durante a execução do exercício, o que fortalecerá os músculos por uma amplitude maior.

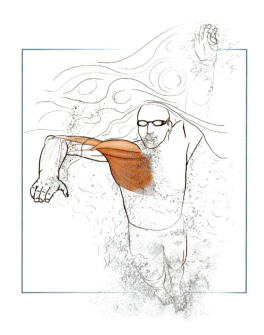

VARIAÇÃO

Flexão escalonada com *medicine ball*

A flexão escalonada (uma mão sobre a *medicine ball* e outra apoiada no solo) cria uma situação desafiadora porque cada mão está em uma posição diferente. A dificuldade é similar àquela encontrada nos nados Crawl e de Costas. A posição modificada das mãos requer mais força na mão sobre a *medicine ball*. Além disso, a rotação adicional do tronco altera as demandas impostas à musculatura abdominal do *core*.

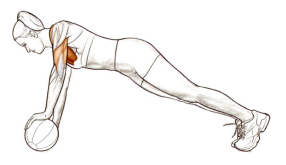

► TÓRAX

Supino plano com barra

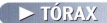

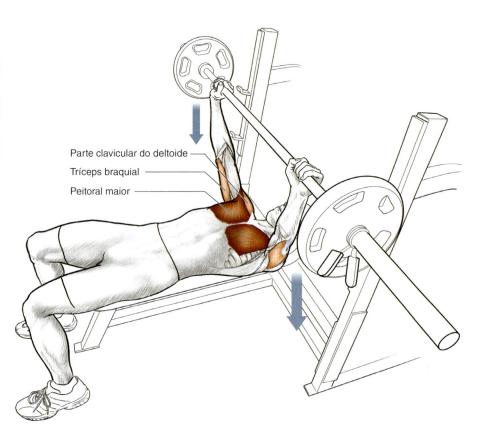

Parte clavicular do deltoide
Tríceps braquial
Peitoral maior

Execução

1. Deite-se no banco em decúbito dorsal e posicione os pés afastados na largura dos ombros e em contato com o solo.
2. Segure a barra com pegadas pronadas e os membros superiores estendidos, com as mãos afastadas aproximadamente na largura dos ombros.
3. Abaixe a barra devagar até que ela toque levemente a parte média do tórax.
4. Levante a barra até os cotovelos ficarem estendidos.

Músculos envolvidos

Primário: peitoral maior

Secundários: parte clavicular do deltoide, tríceps braquial

TÓRAX ◀

Enfoque na natação

O supino é o principal exercício utilizado em quase todas as áreas esportivas para fortalecer o peitoral maior. Ele permite fortalecer o peitoral maior por uma grande amplitude de movimento, o que possibilitará maior desempenho na fase de puxada dos nados Crawl, Borboleta e de Peito. Embora utilize os mesmos grupos musculares que as flexões, a resistência pode variar, superando as desvantagens das flexões. É importante abaixar a barra até metade do tórax (linha intermamilar), pois isso ajuda a abaixar os cotovelos até os lados do corpo. Abaixar a barra até um ponto na região superior do tórax (como as clavículas) mantém os cotovelos elevados, aumentando o esforço na parte anterior do ombro.

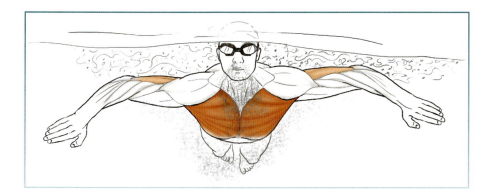

VARIAÇÃO
Supino plano com halteres

O uso de halteres permite o movimento independente de cada mão, criando um exercício que se relaciona mais intimamente com as exigências individuais encontradas durante o nado. Além disso, o uso de halteres permite o isolamento de cada braço, impedindo que o braço mais forte compense o mais fraco.

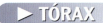

Supino plano com halteres sobre a bola de estabilidade

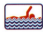

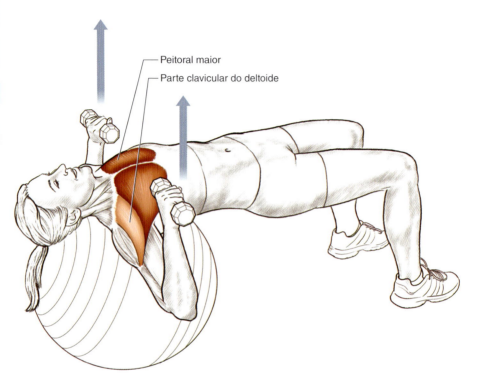

Peitoral maior
Parte clavicular do deltoide

Execução

1. Segurando um haltere em cada mão, sente-se em uma bola de estabilidade.
2. Deslize para baixo até ficar em posição horizontal com o pescoço e os ombros equilibrados sobre a bola.
3. Com os quadris retos, abaixe os halteres até o nível do tórax.
4. Empurre os halteres para cima até que os cotovelos fiquem quase estendidos.

Músculos envolvidos

Primário: peitoral maior

Secundários: parte clavicular do deltoide, tríceps braquial

Enfoque na natação

Este exercício apresenta os mesmos benefícios que o supino plano com halteres, mas possui ainda a vantagem de ativar grupos musculares adicionais para manter a posição do corpo. Ter apenas os pés e os ombros como pontos de contato para sustentar o corpo exige grandes esforços dos músculos estabilizadores do tronco e dos quadris. Dada a natureza instável da bola, os músculos que atuam para estabilizar a posição do corpo são constantemente exigidos.

Ao executar este exercício, os quadris e o tronco devem estar alinhados com os joelhos e o ponto mais alto da cabeça. Manter essa posição simula as demandas encontradas durante a manutenção da posição alongada. Como nos outros exercícios, ao tornar mais convexa ou mais côncava a região lombar, você aumenta o risco de lesão.

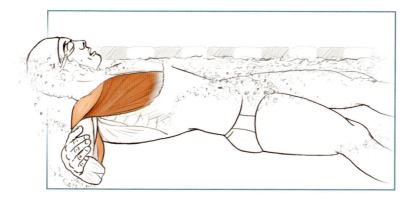

⚠️ **DICA DE SEGURANÇA** Nadadores jovens não devem executar este exercício até que demonstrem técnica adequada para realizar o supino tradicional em um banco estável.

▶ TÓRAX

Supino inclinado com barra

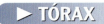

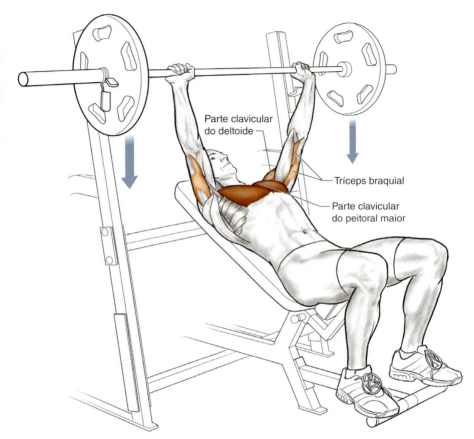

Execução

1. Sente-se em um banco inclinado (com angulação entre 45° e 60°) e posicione os pés afastados na mesma distância entre os ombros.
2. Segure a barra com pegadas pronadas, afastadas na mesma distância entre os ombros, acima do tórax.
3. Abaixe a barra devagar até tocar levemente o tórax.
4. Empurre a barra para cima até que os cotovelos fiquem totalmente estendidos.

Músculos envolvidos

Primário: parte clavicular do peitoral maior

Secundários: parte clavicular do deltoide, parte acromial do deltoide, tríceps braquial

Enfoque na natação

Manter a parte superior do corpo elevada concentra o exercício na parte clavicular (superior) do peitoral maior e nas partes clavicular (anterior) e acromial (média) do deltoide. A vantagem de isolar a parte clavicular do peitoral maior é que ela está ativa durante a fase inicial da puxada nos nados Crawl, Borboleta e de Peito. Ter como foco fortalecer o músculo nessa posição não apenas aumenta a força na fase inicial da puxada, mas também melhora a confiança para alongar a braçada.

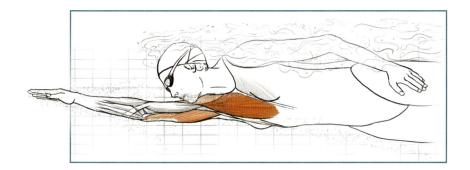

⚠️ **DICA DE SEGURANÇA** O segredo para proteger a articulação do ombro e prevenir lesões inclui abaixar a barra até um ponto na região média do tórax (linha intermamilar) e impedir que as mãos e a barra se desloquem para trás dos ombros ao elevá-la.

VARIAÇÃO
Supino inclinado com halteres

O uso de halteres em vez de barras possibilita o movimento independente das mãos, simulando com mais fidelidade as demandas impostas durante o nado. O movimento individual das mãos também impede que o membro mais forte tente compensar o mais fraco, o que ocorre com a utilização da barra.

▶ TÓRAX

Mergulho (versão para tórax)

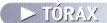

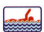

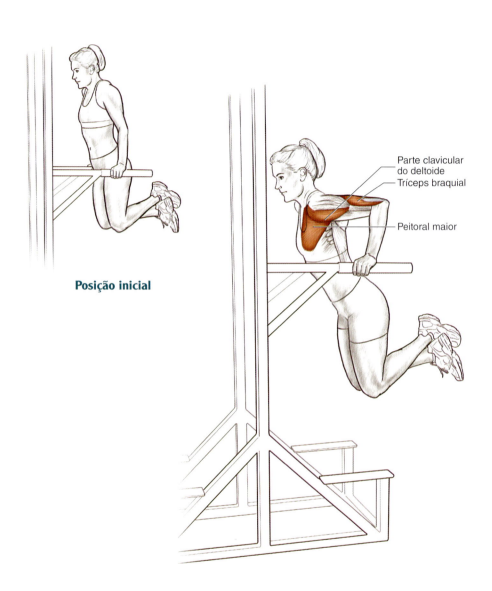

Posição inicial

Parte clavicular do deltoide
Tríceps braquial
Peitoral maior

Execução

1. Posicione-se entre duas barras paralelas. Mantenha o corpo suspenso sobre as barras com os cotovelos quase estendidos.
2. Ao abaixar o tórax, incline a parte superior do corpo para frente.
3. Pare quando os braços estiverem paralelos ao solo, ou quando sentir maior tensão na parte anterior do ombro.
4. Levante o corpo novamente até que os cotovelos estejam quase estendidos.

TÓRAX

Músculos envolvidos

Primários: peitoral maior, tríceps braquial, parte clavicular do deltoide

Secundário: nenhum

Enfoque na natação

Este exercício concentra-se no peitoral maior e no tríceps braquial, que proporcionam benefícios aos quatro tipos de nado, contribuindo principalmente para a puxada. Ele é particularmente útil para os nadadores de Peito, pois simula com mais fidelidade a fase final da puxada subaquática, executada após a saída e em cada virada. Dependendo da inclinação do tronco, o foco do exercício pode mudar do peitoral maior para o tríceps braquial. Inclinar o tronco para frente faz com que o foco do exercício incida no peitoral maior; porém, mantendo o tórax ereto, você prioriza o tríceps braquial.

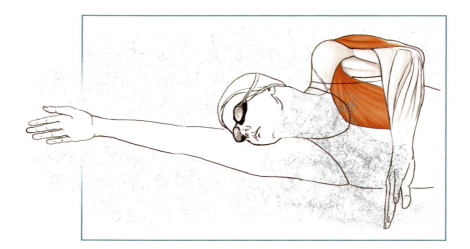

⚠️ **DICA DE SEGURANÇA** Ao executar este exercício, não deixe que os ombros desçam abaixo dos cotovelos. Abaixe o corpo até sentir uma pequena tensão na parte anterior dos ombros. Este exercício é mais indicado para nadadores em início de temporada, quando as distâncias nadadas ainda são pequenas e os ombros podem suportar o estresse adicional do exercício. Nadadores jovens devem evitá-lo.

► TÓRAX

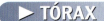

Arremesso da *medicine ball* para baixo com as duas mãos

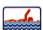

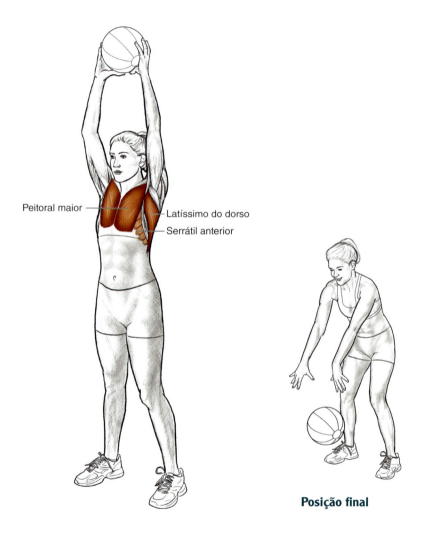

Peitoral maior — Latíssimo do dorso — Serrátil anterior

Posição final

Execução

1. Usando as duas mãos, segure uma *medicine ball* acima da cabeça.
2. Arremesse a bola para o solo com força, direcionando-a para um ponto situado a 30 cm a frente de seus pés.
3. Pegue a bola depois que ela quicar no solo.

Músculos envolvidos

Primários: peitoral maior, latíssimo do dorso

Secundário: serrátil anterior

Enfoque na natação

Este exercício é um dos poucos que trabalham o peitoral maior e o latíssimo do dorso de modo explosivo. Ele fortalece a fase inicial da puxada dos quatro nados, o que é útil ao realizar uma rápida transição da entrada da mão na água para a posição com o cotovelo alto. Os nadadores de Peito acharão este exercício particularmente benéfico, pois ele é similar à puxada subaquática executada após a saída e em cada virada.

O segredo para conseguir o máximo benefício deste exercício começa com o arremesso da bola com os membros superiores estendidos acima da cabeça. Essa posição ajuda a garantir que o exercício tenha início a partir de uma postura rigorosamente ereta. A segunda condição é executar um movimento explosivo, porém controlado, e continuar o arremesso até o nível dos quadris, onde a bola é então liberada.

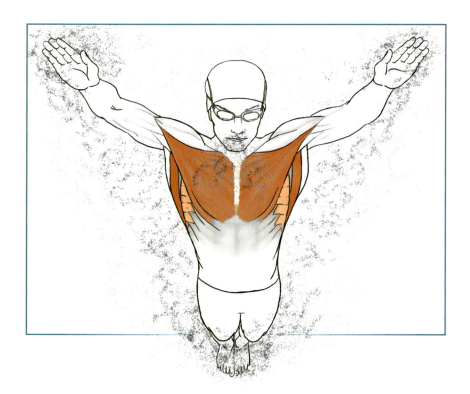

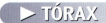
▶ TÓRAX

Exercício de passe e recepção da *medicine ball* com parceiro (em decúbito dorsal)

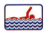

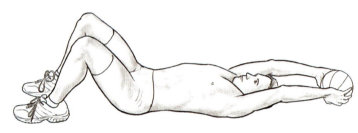
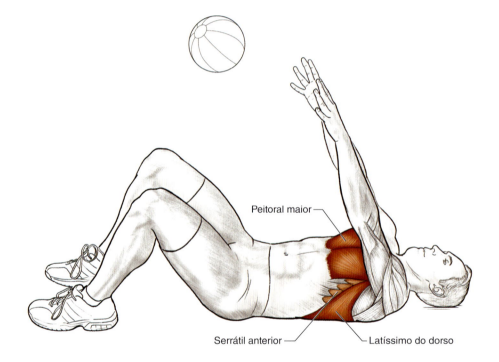

Execução

1. Deite-se no solo em decúbito dorsal com os joelhos flexionados e os pés em contato com o solo.
2. Peça a um parceiro para ficar em pé a cerca de 1,20 a 1,50 m à frente dos seus pés.
3. Segure uma *medicine ball* acima da cabeça e arremesse-a com força para seu parceiro, soltando-a no momento em que as mãos passarem pelo nível dos ombros.
4. Deixe as mãos continuarem o movimento até chegarem ao lado do corpo.

Músculos envolvidos

Primários: peitoral maior, latíssimo do dorso

Secundário: serrátil anterior

Enfoque na natação

À semelhança do arremesso da *medicine ball* para baixo com as duas mãos, este exercício trabalha o peitoral maior e o latíssimo do dorso de modo explosivo. A principal diferença entre esses dois exercícios é o ponto de liberação da bola. Neste exercício, a *medicine ball* é liberada quando as mãos passam pelos ombros. Seu principal benefício é fortalecer o peitoral maior e o latíssimo do dorso com os membros superiores acima da cabeça. Essa vantagem aumenta a confiança e a força durante a fase inicial da puxada em todos os quatro nados.

O segredo para maximizar os benefícios deste exercício é iniciar o arremesso com os membros superiores estendidos acima da cabeça. Você pode impor ainda mais tensão nessa posição recebendo a bola passada por seu parceiro, desacelerando-a, e, em seguida, invertendo rapidamente seu trajeto para iniciar o movimento de arremesso.

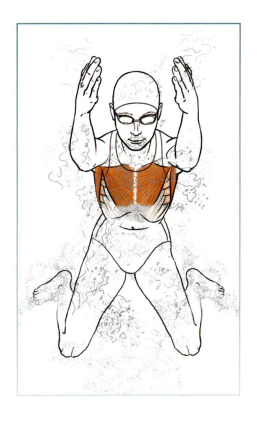

► TÓRAX

Carrinho de mão

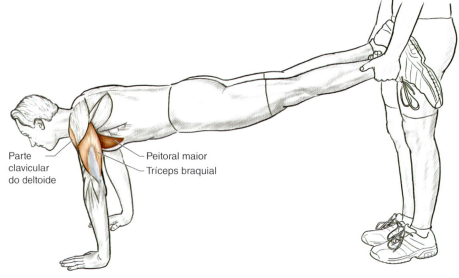

Execução

1. Em posição de flexão no solo, peça a um parceiro para segurar seus pés e levantá-los até o nível da cintura.
2. Concentre-se em manter o corpo alinhado desde os tornozelos até o ponto mais alto da cabeça.
3. Movimentando uma mão de cada vez, desloque-se para frente.

Músculos envolvidos

Primário: peitoral maior

Secundários: parte clavicular do deltoide, tríceps braquial

TÓRAX ◀

Enfoque na natação

O exercício do carrinho de mão prioriza várias áreas benéficas ao nadador. Como exercício de fortalecimento, ele trabalha o peitoral maior e o tríceps braquial, essenciais para a fase de puxada de todos os nados. Este exercício também requer ativação da musculatura estabilizadora dos ombros, do *core* e dos quadris, que ajudam na prevenção de lesões e na manutenção da posição alongada na água. Uma das maiores vantagens do exercício do carrinho de mão é que ele desenvolve força mental.

Deve-se priorizar a manutenção do corpo em posição alinhada desde os tornozelos até o ponto mais alto da cabeça. Falhas durante a execução deste exercício incluem não manter a cabeça alinhada com o restante do corpo e permitir um aumento da concavidade ou convexidade do dorso. Ambas as alterações na posição do corpo aumentam o risco de lesão. Antes de executar este exercício, tente, como transição, manter a posição de carrinho de mão sem movimentar as mãos. Quando puder manter essa posição, com boa técnica, por 60 segundos, você poderá iniciar o movimento com as mãos.

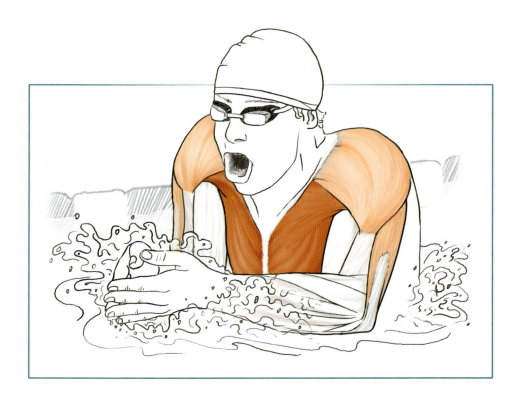

⚠️ **DICA DE SEGURANÇA** Ao executar este exercício no deque da piscina, utilize luvas de proteção para evitar traumas desnecessários às mãos.

ABDOME 5

Para que seu corpo possa se deslocar pela água de modo eficaz é necessário um movimento coordenado dos membros superiores e inferiores. O segredo para esse movimento coordenado é manter o *core* forte, cujos componentes principais são os músculos da parede do abdome. Além de ajudar a associar os movimentos das partes superior e inferior do corpo, os músculos do abdome auxiliam nos movimentos de rolamento do corpo, que ocorrem nos nados Crawl e de Peito, e são responsáveis pelos movimentos de ondulação do tronco nos nados Borboleta e de Peito e pelo movimento de ondulação dos membros inferiores.

A parede do abdome é composta de quatro músculos pareados que se estendem da caixa torácica à pelve. Esses músculos podem ser divididos em dois grupos – um grupo anterior único e dois grupos laterais homólogos. O grupo anterior contém apenas um músculo pareado, o reto do abdome direito e esquerdo, separados pela linha mediana anterior do corpo. Os dois grupos laterais contêm, cada um, os três músculos restantes – oblíquo externo do abdome, oblíquo interno do abdome e transverso do abdome (Fig. 5.1). No deslocamento humano e nos esportes, os músculos do abdome desempenham duas funções principais: (1) movimento, especificamente flexão frontal do tronco (ato de curvar o tronco para frente), flexão lateral do tronco (incliná-lo para o lado) e rotação do tronco; e (2) estabilização da região lombar e do tronco. Os movimentos mencionados antes resultam da ativação coordenada de vários grupos musculares ou da ativação de um único grupo muscular.

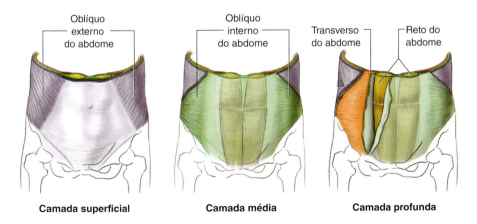

Figura 5.1 Músculos do abdome.

O reto do abdome, popularmente conhecido como "tanquinho", fixa-se superiormente ao esterno e cartilagens adjacentes das costelas V a VII. As fibras estendem-se verticalmente para se fixarem na sínfise e na crista púbicas. O formato de tanquinho ocorre porque o músculo é dividido e envolvido por uma bainha fibrosa denominada fáscia. A linha visível que se estende pela linha mediana anterior do corpo e separa o reto do abdome direito do esquerdo é conhecida como linha alba. A contração das fibras superiores do reto do abdome curva a parte superior do tronco para baixo, enquanto a contração das fibras inferiores puxa a pelve para cima em direção ao tórax. A contração combinada das fibras superiores e inferiores curva o tronco como para formar uma esfera.

Os músculos dos dois grupos laterais são dispostos em três camadas. O oblíquo externo do abdome forma a camada mais superficial. A partir de sua fixação na face externa das costelas V a XII, as fibras estendem-se obliquamente (em direção diagonal) para se fixarem na linha alba, ao longo da linha mediana do corpo, e na pelve. Se você imaginar seus dedos como as fibras desse músculo, elas se estendem na mesma direção de seus dedos quando você coloca a mão no bolso da frente das calças. A contração unilateral do músculo resulta em rotação do tronco para o lado oposto, ou seja, a contração do oblíquo externo direito gira o tronco para o lado esquerdo. A contração bilateral resulta na flexão do tronco.

A camada seguinte é composta do oblíquo interno do abdome. A orientação de suas fibras é perpendicular às do oblíquo externo do abdome. O oblíquo interno origina-se da parte superior da pelve e de uma estrutura conhecida como aponeurose toracolombar, uma ampla faixa de tecido conectivo denso que se fixa nas partes torácica e lombar da coluna vertebral. A partir dessa fixação posterior, o oblíquo interno do abdome circunda o abdome até a região anterior, inserindo-se na linha alba e no púbis. Sua contração unilateral gira o tronco para o mesmo lado e a contração bilateral flexiona o tronco. A mais profunda das três camadas é constituída pelo transverso do abdome, cujo nome se deve à disposição transversal (horizontal) de suas fibras musculares no abdome. Esse músculo origina-se da face interna das cartilagens costais V a XII, da parte superior da pelve e da aponeurose toracolombar. O transverso do abdome, juntamente com o oblíquo interno do abdome, fixa-se ao longo da linha mediana anterior do corpo na linha alba e no púbis. A contração do transverso do abdome não resulta em movimento significativo do tronco, mas esse músculo atua como estabilizador do *core* juntamente com os outros músculos do grupo lateral. Uma analogia que muitas vezes ajuda as pessoas a entender a função dos músculos do grupo lateral de estabilizar o *core* é imaginar que esses músculos formam uma cinta ou um espartilho que, quando apertado, mantém o *core* estabilizado.

Note que outros músculos, incluindo o serrátil anterior e os flexores do quadril, podem ser recrutados junto com os músculos do abdome durante a execução de vários exercícios apresentados neste capítulo. O serrátil anterior comumente atua como estabilizador da escápula, como descrito no Capítulo 3, mas também é ativado durante muitos exercícios que trabalham os oblíquos externo e interno do abdome. Os dois principais flexores do quadril são o reto femoral e o iliopsoas. Como será descrito no Capítulo 7, esses músculos podem flexionar o quadril ou a porção inferior do tronco, dependendo se o segmento estabilizado for o membro inferior ou o tronco.

O papel dos músculos abdominais do *core* na natação pode ser facilmente segmentado de acordo com suas funções como flexores, rotadores e estabilizadores do tronco. Por conta de sua capacidade de flexionar o tronco, os músculos reto do abdome, oblíquo externo do abdome e oblíquo interno do abdome desempenham papel importante nos movimentos da natação. Por exemplo, a flexão do tronco durante a virada começa pela ação das fibras superiores do reto do abdome, sustentada por suas fibras inferiores e completada com a ajuda dos dois oblíquos. Os flexores do tronco também oferecem importante contribuição para o movimento de ondulação do corpo que ocorre durante os nados Borboleta e de Peito e para o movimento de ondulação dos membros inferiores. Além de contribuir para a flexão do tronco, os oblíquos são responsáveis pelos movimentos rotacionais do tronco. Músculos oblíquos fortes são essenciais para aumentar a velocidade das viradas simples executadas nos nados Borboleta e de Peito. Os oblíquos são ativos também durante os movimentos de rolamento do corpo que ocorrem nos nados Crawl e de Costas, atuando para inter-relacionar os movimentos dos membros superiores e inferiores. Como mencionado anteriormente, os músculos do abdome, por sua capacidade de atuar como uma cinta, são fundamentais para estabilizar o tronco. A estabilidade do tronco é um dos requisitos básicos para um movimento eficaz na água, pois ela assegura uma base firme sobre a qual os membros superiores e inferiores podem gerar forças propulsivas.

Ao incluir exercícios para o fortalecimento do abdome no programa em solo, você deve perceber a importância de se concentrar na técnica correta, cujo ponto fundamental começa com o recrutamento consciente dos músculos do abdome, muitas vezes descrito como fixação ou estabilização do *core*, apresentado no quadro da página 13 no Capítulo 2. Fixar o *core* envolve inicialmente o uso de músculos do abdome para controlar a posição dos quadris e da região lombar. Isso pode ser feito idealmente deitando-se em decúbito dorsal, como se verifica na posição inicial adotada no primeiro exercício deste capítulo, o abdominal sustentado. Nessa posição, a contração dos músculos do abdome promove a retroversão dos quadris, pressionando a região lombar contra o solo. Por outro lado, a contração dos flexores do quadril promove a anteversão do quadril, levando a um aumento da concavidade na região lombar. Depois que estiver confortável com a retroversão e anteversão dos quadris, concentre-se em manter a região lombar e a pelve em posição neutra e fixa. Um método útil para isso é concentrar-se na contração dos músculos do abdome atuando como uma cinta elástica. Você deve realizar o processo de fixação do *core* no início de cada exercício abdominal e manter o foco nele durante todo o exercício. Os sinais mais comuns de que você não está fixando o *core* são o aumento excessivo da concavidade na região lombar e, se estiver executando um exercício de frente para o solo, a convexidade excessiva da região lombar e dos quadris para cima. Qualquer um desses movimentos compensatórios indica que você utiliza os fortes flexores do quadril (reto femoral e iliopsoas), em vez da musculatura abdominal, para manter a posição do corpo.

▶ ABDOME

Abdominal sustentado

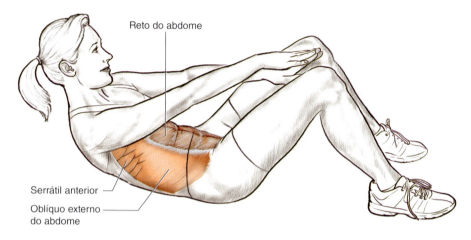

Execução

1. Deite-se no solo em decúbito dorsal com os membros superiores ao lado do corpo, os joelhos flexionados e os pés no solo.
2. Contraia os músculos do abdome como uma cinta elástica para fixar o core.
3. Levante os ombros 15 cm do solo, assegurando-se de manter a região lombar em posição estável e fixa.
4. Ao levantar os ombros, estenda os membros superiores tentando alcançar o topo dos joelhos.
5. Mantenha essa posição por 60 segundos ou até que seja incapaz de manter a região lombar fixa.

Músculos envolvidos

Primário: reto do abdome (fibras superiores)

Secundários: oblíquo externo do abdome, oblíquo interno do abdome, transverso do abdome, serrátil anterior

ABDOME

Enfoque na natação

Este exercício é uma ótima maneira de aprender como usar a musculatura abdominal para posicionar os quadris na técnica correta e para estabilizar a região lombar. Na posição inicial, você pode experimentar contrair e relaxar a musculatura abdominal para anteverter e retroverter os quadris. Praticar esses movimentos o ajudará a obter uma boa percepção da posição dos quadris, o que, por sua vez, permitirá que você detecte o momento em que deixar de manter a posição adequada para o exercício. Um parceiro pode monitorar sua posição ao tentar passar uma mão sob a sua região lombar. Se ele conseguir passar uma mão inteira sob sua região lombar, significa que você saiu da posição correta. Quando levantar os ombros do solo, olhe para os membros superiores e faça com que eles ultrapassem os joelhos, para aumentar o recrutamento das fibras superiores do reto do abdome.

Os benefícios imediatos incluem o fortalecimento da musculatura do *core*, que se refletirá em uma posição alongada mais estável e reduzirá o risco de lesão. Por trabalhar as fibras superiores do reto do abdome, este exercício ajuda na flexão do tronco durante as viradas dos nados Crawl e de Costas.

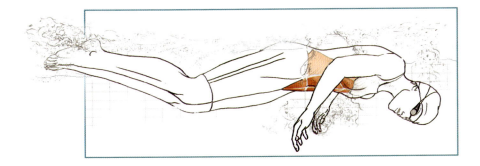

VARIAÇÃO
Abdominal sustentado com pés elevados

A inclusão dos membros inferiores tornará este exercício muito mais difícil. Mais uma vez, a solução para executar o exercício de modo adequado é manter a região lombar em contato com o solo.

ABDOME

Assistir TV

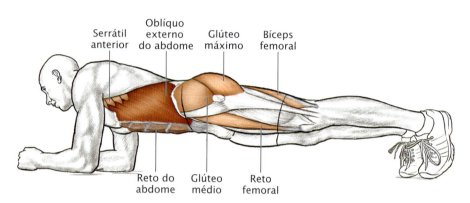

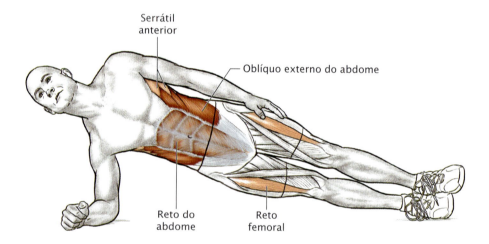

Execução

1. De frente para o solo, apoie-se sobre os dedos dos pés e os antebraços.
2. Depois de manter a posição inicial por 15 segundos, vire o corpo de modo que fique perpendicular ao solo e apoiado sobre um antebraço.
3. Mantenha essa posição por 15 segundos e, em seguida, vire o corpo para voltar à posição inicial.
4. Em seguida, vire o corpo de modo que fique perpendicular ao solo, porém com a face voltada para o lado oposto. Mantenha por 15 segundos.

ABDOME

Músculos envolvidos

Primários: reto do abdome, oblíquo externo do abdome, oblíquo interno do abdome, transverso do abdome

Secundários: serrátil anterior, reto femoral, glúteo máximo, glúteo médio, bíceps femoral, semitendíneo, semimembranáceo

Enfoque na natação

Este exercício é uma boa transição do abdominal sustentado para outro exercício mais difícil quando o foco principal é utilizar a musculatura abdominal para estabilizar a região lombar. Mais uma vez, é importante monitorar a posição dos quadris e da região lombar ao executar o exercício. Nas posições inicial e final, o corpo deve ser mantido alinhado todo o tempo, dos tornozelos até o ponto mais alto da cabeça. Se os quadris começarem a cair, o nadador deve se lembrar de dar mais atenção ao fortalecimento da musculatura abdominal. Também é importante controlar a posição da cabeça, pois sua posição afeta indiretamente o posicionamento da região lombar. Se a cabeça estiver desalinhada com o restante do corpo, será muito mais difícil manter o posicionamento adequado do corpo. Conforme se torna mais eficiente na execução deste exercício, aumente gradualmente o tempo que você fica em cada posição. O objetivo é chegar até 30 a 45 segundos.

Este exercício é abrangente e excelente para aprender a utilizar os músculos do abdome, de modo que possam ser aproveitados para manter o posicionamento adequado dos quadris e da região lombar nos quatro nados de competição e a posição alongada nas saídas e viradas.

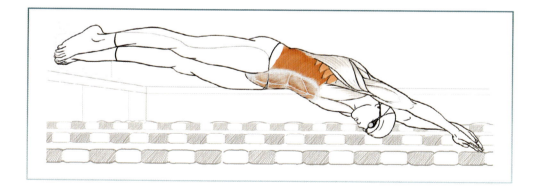

▶ ABDOME

Abdominal "V-Up"

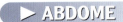

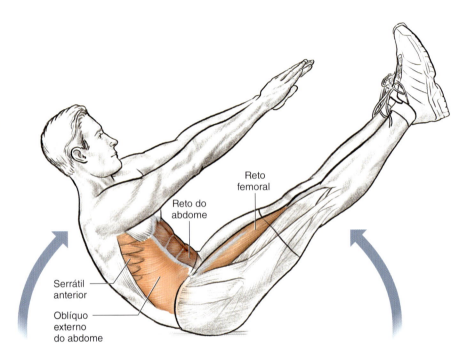

Execução

1. Com o corpo estendido em decúbito dorsal, estabilize o *core* contraindo a musculatura do abdome.
2. Projete os membros superiores para frente e, ao mesmo tempo, levante os membros inferiores, aproximando as mãos dos pés.
3. Execute lentamente o movimento no sentido contrário e pare quando as mãos e os pés tocarem o solo. Repita em seguida.

Músculos envolvidos

Primário: reto do abdome (fibras superiores e inferiores)

Secundários: oblíquo externo do abdome, oblíquo interno do abdome, transverso do abdome, serrátil anterior, reto femoral, iliopsoas

ABDOME

Enfoque na natação

Este exercício trabalha e fortalece o reto femoral em uma grande amplitude de movimento, sendo útil para nadadores de Crawl ou de Costas que buscam melhorar a velocidade de suas viradas. Enfatizar a posição alongada e firme após cada repetição proporciona benefícios a todos os tipos de nado. Ao iniciar o movimento, evite balançar as mãos para cima e para baixo para tentar gerar impulso; esse é um modo de trapacear. O exercício pode se tornar mais desafiador se você mantiver a posição alongada com as mãos e os pés levantados do solo por 3 a 4 segundos após cada repetição.

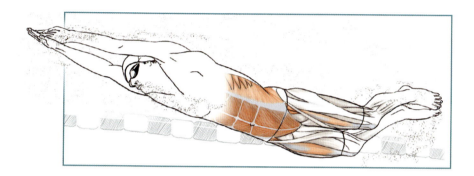

▶ ABDOME

Pernada de adejamento

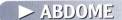

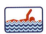

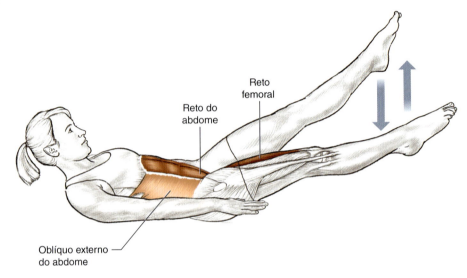

Execução

1. Deite-se no solo em decúbito dorsal, com os membros superiores posicionados ao lado do corpo, e contraia os músculos do abdome para estabilizar o *core*.
2. Levante os ombros cerca de 10 cm do solo e os pés aproximadamente 30 cm, certificando-se de que a região lombar esteja em posição neutra.
3. Mantenha essa posição e execute pernadas de adejamento por 60 segundos ou até que você não seja mais capaz de manter a região lombar estabilizada em posição neutra.

Músculos envolvidos

Primários: reto do abdome (fibras inferiores), reto femoral

Secundários: oblíquo externo do abdome, oblíquo interno do abdome, transverso do abdome, iliopsoas

ABDOME

Enfoque na natação

Este exercício é bom como transição depois que você já tem o domínio do abdominal sustentado, pois, como no abdominal sustentado, o exercício de pernada de adejamento deve priorizar a manutenção de uma posição estável e fixa da região lombar. Se essa região começar a arquear (aumentar sua concavidade), é porque a musculatura do abdome não está mantendo-a em posição estável e fixa e está sendo sobrepujada pelos flexores do quadril. A inclusão do movimento da pernada de adejamento torna este exercício particularmente útil para nadadores de Crawl e de Costas.

Para evitar que as mãos ajudem a manter a parte superior do corpo flexionada, execute este exercício mantendo-as 2,5 cm acima do solo.

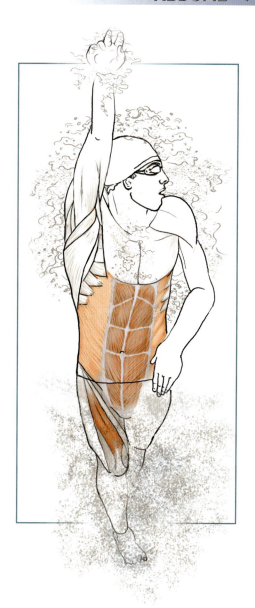

VARIAÇÃO
Pernada de adejamento em posição alongada

Nesta variação você mantém a posição alongada com os membros superiores posicionados acima da cabeça. Isso aumenta a dificuldade do exercício e o torna mais específico para os nadadores. Em virtude da maior dificuldade, concentre-se para manter o *core* firme e a região lombar em posição neutra.

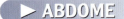

ABDOME

Abdominal na bola de estabilidade

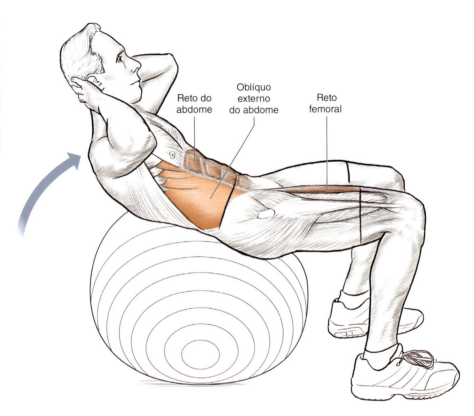

Execução

1. Comece em posição de ponte com a bola posicionada sob a porção média do dorso. Os dedos devem se tocar, mas não se entrelaçar, atrás da cabeça.
2. Levante os ombros e force o tórax para frente, como em um exercício de abdominal.
3. Abaixe os ombros devagar, voltando à posição inicial.

Músculos envolvidos

Primário: reto do abdome

Secundários: oblíquo externo do abdome, oblíquo interno do abdome, transverso do abdome, reto femoral

ABDOME

Enfoque na natação

Como o movimento começa com o dorso em posição estendida, este exercício fortalece o reto do abdome através de uma amplitude de movimento não abordada pelos outros exercícios descritos neste capítulo, o que o torna valioso para nadadores de Peito e Borboleta, pois contribui para os movimentos de ondulação do corpo que ocorrem nesses dois nados.

Ao executar este exercício, mantenha os dedos livres atrás da cabeça e não puxe a cabeça para frente com as mãos. Além disso, o posicionamento do corpo sobre a bola de estabilidade deve permanecer constante durante todo o exercício. Se os seus quadris retroverterem, os ombros se elevarão e você perderá o isolamento dos músculos do abdome. Um modo fácil de impedir que isso aconteça é concentrar-se em manter as coxas paralelas ao solo.

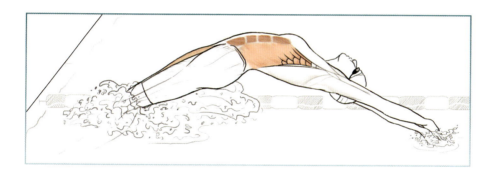

VARIAÇÃO

Abdominal na bola de estabilidade com rotação do tronco

A inclusão do movimento de rotação desvia o foco deste exercício do reto do abdome para os oblíquos interno e externo, fazendo com que esta variação seja útil para conectar os movimentos dos membros superiores aos dos membros inferiores nos nados Crawl e de Costas.

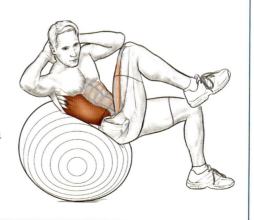

▶ ABDOME

Abdominal com corda

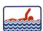

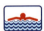

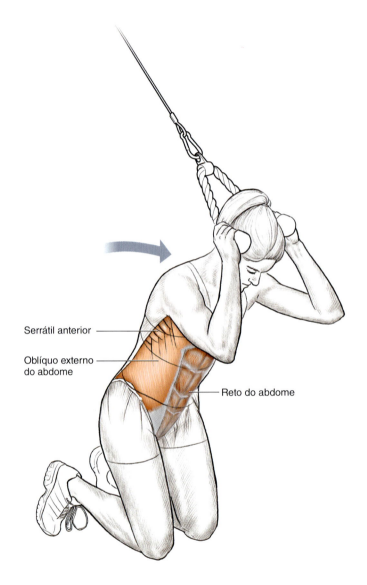

Serrátil anterior
Oblíquo externo do abdome
Reto do abdome

Execução

1. Ajoelhe-se no solo em frente a um aparelho com polia. Com os cotovelos flexionados, segure atrás da cabeça as extremidades de uma corda conectada ao cabo com polia.
2. Mantendo os quadris fixos, flexione o tronco, inclinando-se para baixo na região da cintura.
3. Volte lentamente à posição inicial.

Músculos envolvidos

Primário: reto do abdome

Secundários: serrátil anterior, oblíquo interno do abdome, oblíquo externo do abdome, transverso do abdome

Enfoque na natação

O uso de um aparelho com polia permite que este exercício seja executado com resistência variável. Portanto, o foco do exercício pode ser desviado da resistência para a força com a simples alteração do peso e do número de repetições realizadas. A resistência variável oferece uma vantagem quando comparada à maioria dos exercícios deste capítulo, que dependem principalmente do peso corporal. O movimento executado durante o exercício simula com fidelidade aquele realizado durante a virada, mas, por conta da grande amplitude de movimento em que os músculos do abdome são trabalhados e da resistência variável, este exercício é benéfico para todos os quatro nados de competição.

Para obter máximo benefício do exercício, concentre-se no movimento abdominal, começando com a parte superior do tronco e prosseguindo até a linha da cintura. Ao executá-lo, resista à tentação de puxar a corda para baixo com as mãos. Isso desvia o foco dos músculos do abdome e sobrecarrega as articulações e músculos do pescoço.

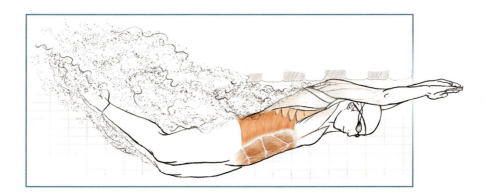

▶ ABDOME

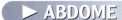

Abdominal sustentado sentado na bola de estabilidade

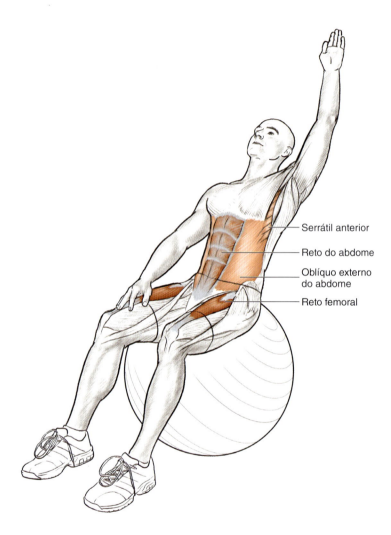

Serrátil anterior
Reto do abdome
Oblíquo externo do abdome
Reto femoral

Execução

1. Sente-se em uma bola de estabilidade e contraia os músculos do abdome.
2. Incline-se lentamente para trás até que a parte superior do tronco forme um ângulo de 45° com o solo.
3. Levante um membro superior para frente até ele ficar estendido acima da cabeça.
4. Abaixe-o e repita com o outro membro superior.

Músculos envolvidos

Primários: reto do abdome, reto femoral, iliopsoas

Secundários: serrátil anterior, oblíquo interno do abdome, oblíquo externo do abdome, transverso do abdome

Enfoque na natação

É fácil perceber como este exercício pode contribuir diretamente para fortalecer os estabilizadores do *core* utilizados durante o nado de Costas. A adição de movimentos rotacionais do tronco similares àqueles executados no nado de Costas enfatiza os oblíquos externos e internos. Ao movimentar os dois membros superiores simultaneamente e manter a posição alongada, o foco do exercício passa a ser o fortalecimento dos músculos do *core*, que contribuem para manter a posição alongada nas saídas e viradas.

Ao executar este exercício, o foco principal deve ser (1) manter o abdome estabilizado durante todo o exercício e (2) realizar movimentos com os membros superiores e inferiores de modo lento e controlado.

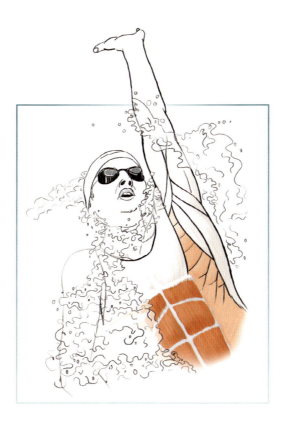

▶ ABDOME

Rotação russa

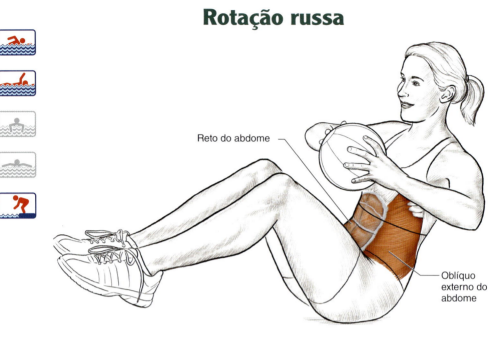

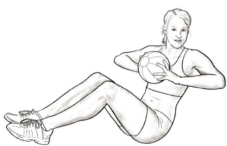

Posição final

Execução

1. Sentado com os joelhos flexionados, contraia os músculos do abdome, incline-se para trás e levante os pés cerca de 10 a 15 cm do solo. Segure uma *medicine ball* no nível do tórax.
2. Movimentando apenas o tronco, gire para um dos lados. Rapidamente, inverta o movimento e gire para o lado oposto.
3. Continue até completar o número de repetições da série.

Músculos envolvidos

Primários: reto do abdome, oblíquo externo do abdome, oblíquo interno do abdome

Secundário: psoas maior

ABDOME

Enfoque na natação

O foco principal deste exercício são os músculos oblíquos interno e externo do abdome, extremamente importantes para associar os movimentos dos membros superiores e inferiores durante os nados Crawl e de Costas, especialmente quando se está em posição alongada. Os movimentos rotacionais da parte superior do tronco são similares àqueles executados durante as viradas simples nos nados Borboleta e de Peito, portanto, este exercício também pode ser usado para melhorar o tempo que você leva para completar a virada e sair da parede.

Para manter o foco do exercício na musculatura do abdome, segure a *medicine ball* próxima ao tórax. Se mantiver a bola distante do tórax e permitir que ela toque o solo, você poderá compensar utilizando os músculos do ombro, e não do abdome.

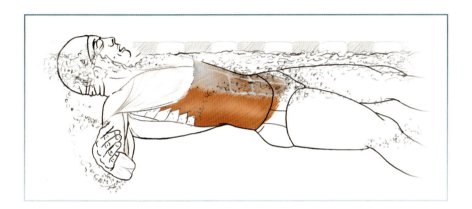

▶ ABDOME

Machadada ajoelhado

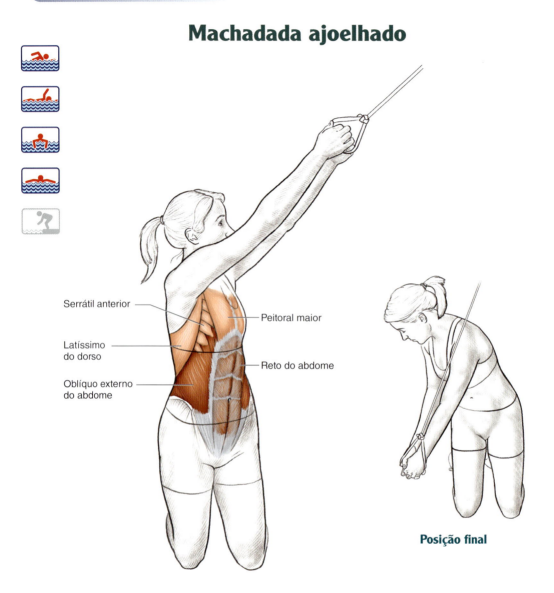

Posição final

Execução

1. Posicione-se de modo que, ao ficar ajoelhado, a polia alta esteja diagonalmente atrás de seu ombro.
2. Segure o puxador acima e atrás do seu ombro com as duas mãos.
3. Inicie o movimento com os músculos do abdome. Os membros superiores devem agir como uma extensão do tronco.
4. Realizando um movimento em arco, tracione o puxador para baixo em direção ao joelho oposto.
5. Inverta o movimento para retornar à posição inicial.

ABDOME

Músculos envolvidos

Primários: reto do abdome, oblíquo externo do abdome, oblíquo interno do abdome

Secundários: serrátil anterior, latíssimo do dorso, peitoral maior

Enfoque na natação

Visto que este exercício começa com os membros superiores e o tronco em posição alongada e estendida, ele ajuda os nadadores a desenvolver confiança e força em sua braçada durante a parte inicial da puxada dos quatro nados. Outro ponto importante deste exercício é que as ações executadas recrutam o latíssimo do dorso e o peitoral maior, o que ajuda a vincular sua ativação com a dos músculos do abdome envolvidos. Essa coordenação de ativação muscular ajuda os nadadores a gerar mais potência com os movimentos dos membros superiores por meio de sua conexão com o *core*.

Ao executar este exercício, a cabeça deve seguir os movimentos das mãos. Essa ação vincula os movimentos dos membros superiores aos movimentos do tronco, o que por sua vez trabalha os músculos do abdome. Caso contrário, há o risco de que os movimentos sejam executados predominantemente com os membros superiores, e não com o tronco, anulando assim a maioria dos benefícios proporcionados pelo exercício.

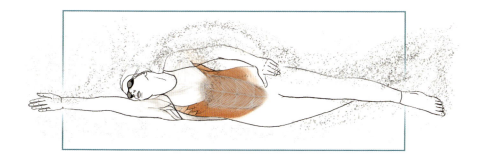

ABDOME

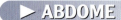

Rolamento em posição de prece na bola de estabilidade

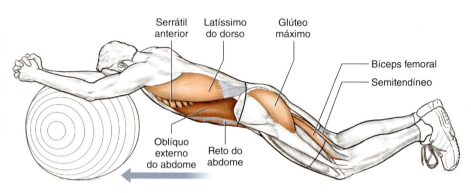

Execução

1. Utilizando os antebraços, apoie a parte superior do corpo sobre uma bola de estabilidade. Apoie a parte inferior do corpo sobre os joelhos e os dedos dos pés.
2. Contraia os músculos do abdome para estabilizar a coluna vertebral em posição neutra.
3. Role a bola para frente devagar, fazendo com que os membros superiores se movimentem com ela e os joelhos se estendam.
4. Faça uma pausa na posição final e, em seguida, retorne à posição inicial.

Músculos envolvidos

Primários: reto do abdome, oblíquo externo do abdome, oblíquo interno do abdome, transverso do abdome

Secundários: latíssimo do dorso, serrátil anterior, glúteo máximo, bíceps femoral, semitendíneo, semimembranáceo

ABDOME ◀

Enfoque na natação

Este exercício fortalecedor do *core* é particularmente útil para nadadores de Peito. Ele pode ajudar a desenvolver confiança quando o corpo está em posição alongada no início da puxada. Além disso, trabalha os músculos do abdome, de modo que isso favorece o fortalecimento dos movimentos de ondulação do corpo que ocorrem nos nados de Peito e Borboleta.

Para obter o máximo benefício deste exercício, você deve estabilizar a coluna vertebral em posição neutra todo o tempo. A queda dos quadris e o arqueamento do dorso são sinais de que esse controle foi perdido. A dificuldade do exercício pode ser modificada alterando-se a posição inicial dos antebraços sobre a bola. Se a posição inicial das mãos e dos antebraços for mais baixa na bola e mais próxima do solo, o exercício torna-se mais difícil porque você conseguirá rolar a bola para mais longe do corpo.

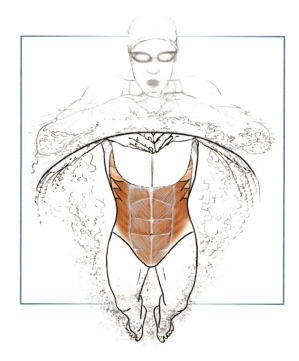

▶ ABDOME

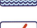

Rotação da parte superior do tronco na bola de estabilidade

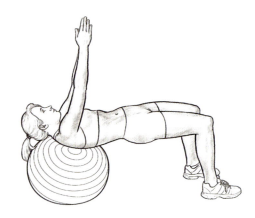

Posição inicial

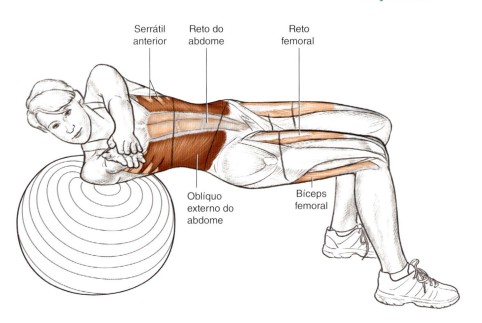

Serrátil anterior · Reto do abdome · Reto femoral · Oblíquo externo do abdome · Bíceps femoral

Execução

1. Sente-se em uma bola de estabilidade e deslize para baixo até a posição de ponte, com o pescoço e os ombros equilibrados sobre a bola. Estenda os membros superiores e direcione-os para o alto.
2. Mantendo os quadris alinhados e a coluna vertebral em posição neutra, rode a parte superior do corpo para um dos lados.
3. Faça uma pausa e, em seguida, rode para o lado oposto.

Músculos envolvidos

Primários: oblíquo externo do abdome, oblíquo interno do abdome, transverso do abdome

Secundários: serrátil anterior, reto do abdome, reto femoral, glúteo máximo, bíceps femoral, semitendíneo, semimembranáceo

Enfoque na natação

Os movimentos rotacionais realizados durante este exercício são úteis para fortalecer os músculos oblíquos, o que por sua vez ajuda a reforçar a conexão entre os membros inferiores e superiores durante os nados Crawl e de Costas. Este exercício também melhora a consciência e o controle da posição do quadril, podendo ajudar o nadador que tiver problema em manter os quadris levantados durante o nado de Costas.

O grau de movimento rotacional realizado durante o exercício depende da capacidade de manter os quadris alinhados, o que significa que os ombros devem ser rodados até que a posição do quadril não possa mais ser controlada. Enquanto estiver aprendendo a executar o exercício ou para aqueles que possuem uma musculatura do *core* fraca, o melhor método é manter pequenos movimentos rotacionais e concentrar-se inicialmente em manter a posição de ponte por 60 segundos. Conforme aumenta a habilidade com a prática do exercício, o foco pode passar a ser o aumento dos movimentos rotacionais da parte superior do corpo e a execução de um determinado número de repetições.

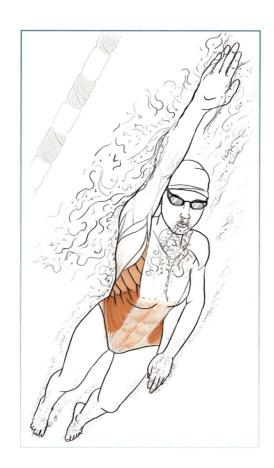

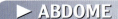

ABDOME

Canivete na bola de estabilidade

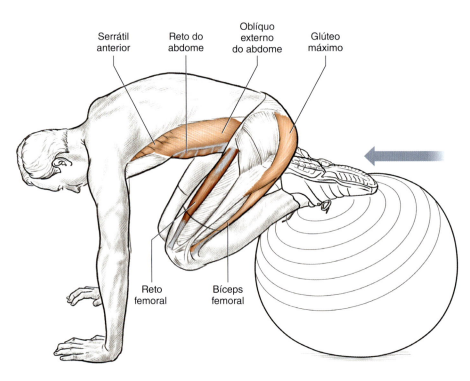

Execução

1. Comece com uma bola de estabilidade posicionada sob os pés e, em seguida, desloque as mãos para frente até a posição inicial.
2. Na posição inicial, concentre-se em manter os membros inferiores e todo o resto do corpo alinhados, desde os tornozelos até o ponto mais alto da cabeça.
3. Inicie o movimento de flexão do tronco com os músculos do abdome e puxe os joelhos até o tórax.
4. Faça uma pausa na posição final e, em seguida, inverta o movimento dos membros inferiores.

Músculos envolvidos

Primários: reto do abdome, reto femoral, iliopsoas

Secundários: serrátil anterior, oblíquo externo do abdome, oblíquo interno do abdome, glúteo máximo, bíceps femoral, semitendíneo, semimembranáceo

ABDOME

Enfoque na natação

Para muitos nadadores, chegar à posição inicial deste exercício já será um desafio. A prioridade inicial deve ser manter o corpo alinhado, dos pés ao topo da cabeça, por 60 segundos. O desenvolvimento de força para manter essa posição aumentará muito sua capacidade de manter uma posição alongada firme na água. A adição do movimento de rotação do tronco com a flexão do quadril muda o foco do exercício, que deixa de ser de estabilização geral e passa a trabalhar o reto do abdome e os flexores do quadril (reto femoral e iliopsoas). Como consequência desse fortalecimento combinado, este exercício reforça a relação entre a musculatura do *core* e os flexores do quadril, o que intensifica os movimentos de rolamento de quadril que ocorrem nos nados de Peito e Borboleta.

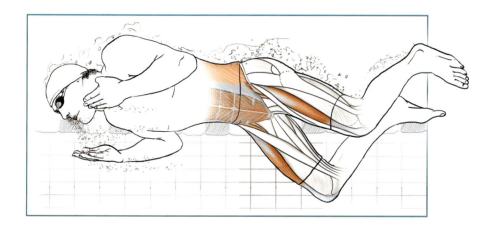

VARIAÇÃO

Canivete na bola de estabilidade com rotação

A adição do movimento de rotação faz com que o foco passe do reto do abdome para os oblíquos interno e externo. Essa alteração amplia os benefícios do exercício, tornando-o útil para os nadadores de Crawl e de Costas.

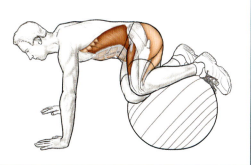

DORSO

CAPÍTULO 6

O latíssimo do dorso e o grupo muscular eretor da espinha são os dois alvos principais dos exercícios deste capítulo (Fig. 6.1). O latíssimo do dorso, um propulsor umeral, é o "burro de carga" do membro superior, responsável por gerar a maior parte das forças que impelem o nadador através da água. Ele também trabalha junto com os músculos do cíngulo (Cap. 3) e do membro superior (Cap. 2) para transmitir forças à mão e ao antebraço, permitindo ao nadador orientar o corpo através da água em cada braçada. Como o próprio nome indica, o grupo muscular eretor da espinha é responsável pela extensão da coluna vertebral, que mantém o corpo ereto e, no nado, mantém a posição horizontal adequada do corpo na água.

O latíssimo do dorso é um músculo plano triangular que se origina nas vértebras torácicas inferiores, na aponeurose toracolombar e na porção posterior da crista ilíaca (região posterior do osso do quadril). Lembrando o que foi dito no Capítulo 5, que vários músculos do *core* também se fixam na aponeurose toracolombar, isso vincula de modo dinâmico o latíssimo do dorso aos estabilizadores do *core*. A partir das fixações que formam a base do triângulo, o músculo converge para um tendão no vértice do triângulo, o qual se fixa na região proximal do úmero. Por meio de sua fixação no úmero, a contração do latíssimo do dorso gera os seguintes movimentos no ombro: extensão, adução e rotação medial. Extensão é o movimento em que a mão e o restante do membro superior são abaixados a partir de uma posição anterior elevada ou, se o membro já estiver ao lado do corpo, é o seu deslocamento para trás – imagine um atleta em uma corrida de revezamento estendendo posteriormente o membro superior para segurar o bastão. Adução é o movimento em que o membro superior é aproximado do corpo pelo lado a partir da posição acima da cabeça[1], como no polichinelo. A rotação medial compreende o giro do antebraço (acompanhado pela mão) para "dentro" em direção ao plano mediano do corpo. Ao longo dos exercícios, você perceberá que vários músculos são ativados junto com o latíssimo do dorso. As fibras ascendentes e transversas do trapézio e os romboides maior e menor muitas vezes ajudam na retração da escápula. O redondo maior auxilia na extensão do ombro; o bíceps braquial e o braquial flexionam a articulação do cotovelo.

O grupo muscular eretor da espinha é composto de uma série de músculos separados em três colunas, que se estendem verticalmente ao longo da coluna vertebral. O iliocostal forma a coluna lateral, o longuíssimo compõe a coluna média e o espinal forma a coluna medial. As colunas compartilham uma origem comum estendendo-se pela porção posterior da crista ilíaca, pela face dorsal do sacro e por parte das vértebras lombares. As inserções superiores são variáveis, dependendo da coluna. Quando os dois grupos eretores da espinha se contraem simultaneamente, ocorre a extensão do tronco. E, quando apenas um grupo

---

1 N.T.: O membro superior não precisa estar obrigatoriamente acima da cabeça para realizar adução. Ele poderá, por exemplo, realizar uma adução a partir de um nível abaixo do ombro, ou seja, menor que 90°.

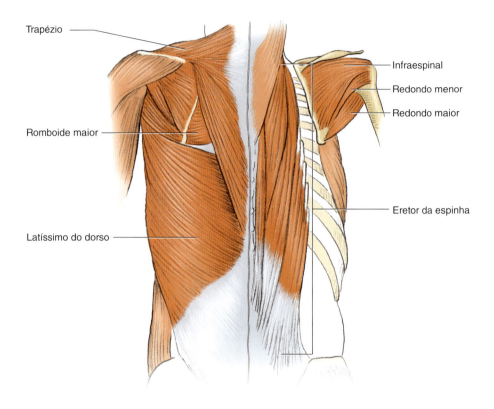

Figura 6.1   Músculos do dorso.

se contrai, ocorre flexão lateral (inclinação para o lado) e rotação do tronco para o mesmo lado que foi contraído. O glúteo máximo e o grupo de músculos do jarrete (bíceps femoral, semitendíneo e semimembranáceo) em geral são ativados ao mesmo tempo que o eretor da espinha, pois estendem o quadril, movimento que costuma ocorrer com a extensão da coluna vertebral; sua anatomia será discutida no Capítulo 7.

Embora o peitoral maior e o latíssimo do dorso sejam definidos como propulsores umerais e, juntos, produzam a maior parte das forças propulsivas do membro superior responsáveis por impelir o nadador pela água, o latíssimo do dorso é o motor primário. Nos nados Crawl, Borboleta e de Peito, o latíssimo do dorso começa a contribuir imediatamente após a mão entrar na água, no início da fase propulsiva da puxada. No nado de Costas, não há retardo na ativação do latíssimo do dorso. Nos quatro nados, o latíssimo do dorso permanece ativo desde o recrutamento na fase de propulsão até o início da fase de recuperação. No nado Borboleta, ele contribui para o início da fase de recuperação. Para todo exercício que trabalha principalmente o latíssimo, deve-se enfatizar ainda mais o trabalho de retração conjunta das escápulas na posição final, o que aumenta o recrutamento da musculatura estabilizadora das escápulas, aumentando ainda mais o benefício do exercício.

O grupo muscular eretor da espinha é extremamente importante para manter o alinhamento horizontal adequado do corpo na água, em especial no nado de Costas. Quando um nadador tem dificuldade de manter uma boa posição alongada ou permite que os quadris caiam durante o nado de Costas, há grande probabilidade de que o eretor da espinha seja um dos responsáveis por essa debilidade. O grupo muscular eretor da espinha produz a extensão da coluna vertebral que ocorre com os movimentos de ondulação do corpo durante os nados Borboleta e de Peito e com o movimento de ondulação dos membros inferiores. O eretor da espinha também desempenha um papel importante no início do movimento nos quatro nados de competição. Durante a saída a partir do bloco, ele é um dos principais grupos musculares responsáveis por criar a posição alongada. Na saída do nado de Costas, a contração do eretor da espinha leva a um movimento arqueado que permite ao nadador deixar a parede e entrar na água rapidamente.

▶ DORSO

Tração na barra fixa com mãos supinadas

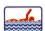

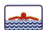

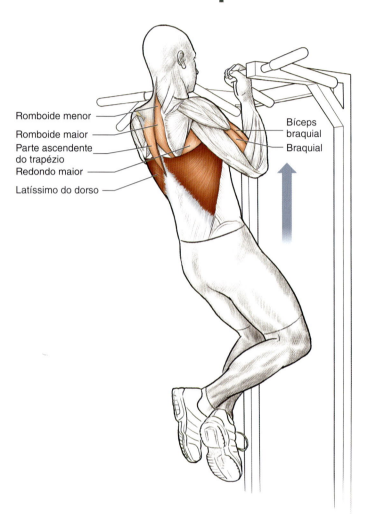

Romboide menor
Romboide maior
Parte ascendente do trapézio
Redondo maior
Latíssimo do dorso
Bíceps braquial
Braquial

Execução

1. Segure a barra fixa com pegadas supinadas (com as palmas das mãos voltadas para o corpo). As mãos devem estar mais afastadas que a distância entre os ombros. Mantenha os joelhos flexionados e cruze um pé sobre o outro.
2. Com o corpo suspenso, puxe-o para cima até que o tórax chegue no nível da barra.
3. Pare quando atingir o ponto mais alto do movimento e, em seguida, abaixe até a posição suspensa.

DORSO

Músculos envolvidos

Primário: latíssimo do dorso

Secundários: bíceps braquial, braquial, parte ascendente do trapézio, romboide maior, romboide menor, redondo maior

Enfoque na natação

Trações na barra fixa são bons exercícios complementares a qualquer programa no solo, pois podem ser executadas em qualquer local em que haja uma barra fixa disponível. Em comparação com o exercício de tração na barra fixa com as mãos pronadas, a posição das mãos supinada neste exercício fortalece os flexores do cotovelo (bíceps braquial e braquial). Ao trabalhar o latíssimo do dorso e os flexores do cotovelo, este exercício proporciona benefícios a todos os nadadores por potencializar a fase de puxada de todas as braçadas. Tendo em vista que a tração na barra fixa geralmente é um exercício difícil para a maioria dos nadadores, ela é útil para desenvolver força mental. Para que você atinja o número desejado de repetições, um parceiro pode ajudá-lo segurando seus pés.

Certifique-se de que os movimentos do seu corpo sejam lentos e controlados durante o exercício. Não trapaceie balançando ou sacudindo excessivamente os membros inferiores.

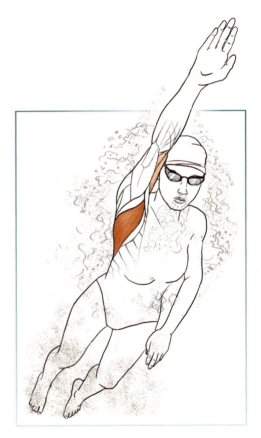

⚠️ **DICA DE SEGURANÇA** Ao retornar à posição inicial, abaixe o corpo de modo controlado a fim de evitar sobrecarregar os ombros, o que pode acontecer se você deixar o corpo "cair" subitamente. Além disso, evite ficar com o corpo suspenso por muito tempo na posição inicial, pois isso também pode sobrecarregar os ombros.

▶ DORSO

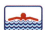

Tração na barra fixa com mãos pronadas

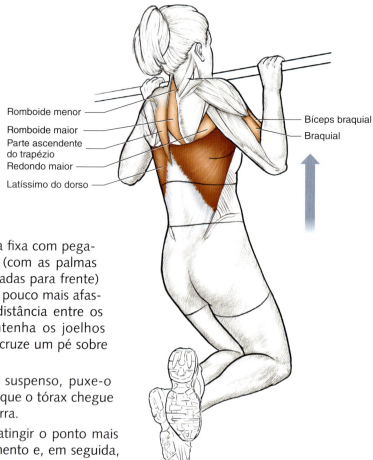

Romboide menor
Romboide maior
Parte ascendente do trapézio
Redondo maior
Latíssimo do dorso
Bíceps braquial
Braquial

Execução

1. Segure a barra fixa com pegadas pronadas (com as palmas das mãos voltadas para frente) e as mãos um pouco mais afastadas que a distância entre os ombros. Mantenha os joelhos flexionados e cruze um pé sobre o outro.
2. Com o corpo suspenso, puxe-o para cima até que o tórax chegue no nível da barra.
3. Pare quando atingir o ponto mais alto do movimento e, em seguida, abaixe até a posição suspensa.

Músculos envolvidos

Primário: latíssimo do dorso

Secundários: parte ascendente do trapézio, romboide maior, romboide menor, redondo maior, bíceps braquial, braquial

⚠ **DICA DE SEGURANÇA** Ao retornar à posição inicial, abaixe o corpo de modo controlado a fim de evitar sobrecarregar os ombros, o que pode acontecer se você deixar o corpo "cair" subitamente. Além disso, evite ficar com o corpo suspenso por muito tempo na posição inicial, pois isso também pode sobrecarregar os ombros.

DORSO

Enfoque na natação

Trações na barra fixa com as mãos pronadas, do mesmo modo que as trações com as mãos supinadas, são bons exercícios complementares a qualquer programa no solo, pois podem ser executadas em quase todos os lugares. A posição das mãos, oposta à utilizada no exercício com as mãos supinadas (palmas direcionadas para longe do corpo em vez de estarem voltadas para ele), diminui o esforço exigido dos flexores do cotovelo, porém é mais similar à posição da mão usada nos quatro nados de competição. Este exercício fortalece os músculos responsáveis pela fase inicial da puxada ao trabalhar o latíssimo do dorso com os membros superiores estendidos acima da cabeça. Por ser um exercício bastante difícil, ele ajuda a desenvolver força mental. Para que você atinja o número desejado de repetições, um parceiro pode ajudá-lo segurando seus pés.

Deve-se evitar balançar ou sacudir os membros inferiores no início do movimento, pois isso é uma maneira de trapacear no exercício.

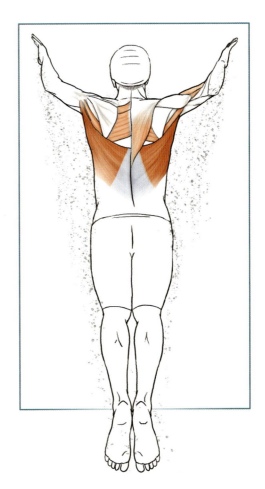

VARIAÇÃO

Tração na barra fixa com mãos pronadas mais afastadas

A posição mais afastada das mãos torna o exercício mais apropriado para nadadores de Peito e Borboleta, cujo objetivo é aumentar a força da porção média da puxada.

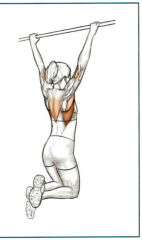

▶ DORSO

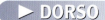

Puxada pela frente

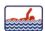

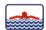

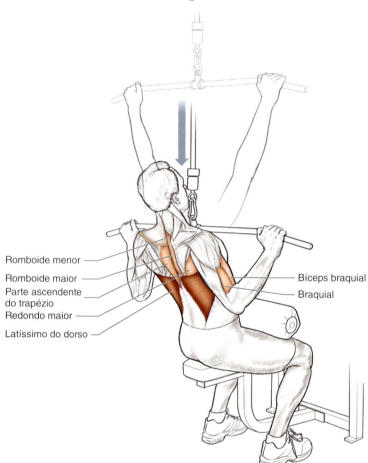

Romboide menor
Romboide maior
Parte ascendente do trapézio
Redondo maior
Latíssimo do dorso
Bíceps braquial
Braquial

Execução

1. Sente-se em um aparelho e utilize pegadas pronadas. Posicione as mãos cerca de 15 a 20 cm mais afastadas que a distância entre os ombros.
2. Puxe a barra para baixo até a região superior do tórax, curvando levemente o dorso.
3. Concentre-se na contração do latíssimo do dorso e retraia as escápulas ao mesmo tempo.
4. Retorne lentamente à posição inicial.

Músculos envolvidos

Primário: latíssimo do dorso

Secundários: parte ascendente do trapézio, romboide maior, romboide menor, redondo maior, bíceps braquial, braquial

Enfoque na natação

A puxada pela frente é um bom exercício abrangente para trabalhar o latíssimo do dorso e tem efeito benéfico na puxada dos quatro nados de competição. Embora os movimentos corpóreos executados sejam similares aos do exercício de tração na barra fixa com mãos pronadas, a puxada pela frente oferece a vantagem da resistência variável e não depende do peso do corpo. Ao executar o exercício, certifique-se de que os cotovelos estejam elevados para simular com fidelidade o agarre da fase de puxada. Apesar de ser normal curvar levemente o dorso ao puxar a barra para baixo até o tórax, evite inclinar-se para trás e utilizar o peso do corpo em vez do latíssimo do dorso durante esse movimento.

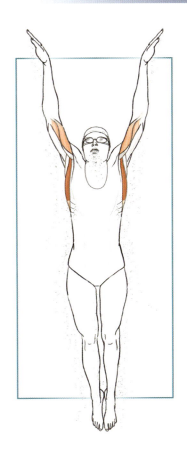

⚠ DICA DE SEGURANÇA Execute o movimento conforme mostrado na figura. A tração por trás, mais tradicional, em que a barra é puxada posteriormente à cabeça até a base do pescoço, sobrecarrega as articulações dos ombros.

VARIAÇÃO
Puxada pela frente unilateral

Executar o exercício com um dos membros superiores apenas permite que você inclua um movimento rotacional do tronco que simula de maneira mais fidedigna os movimentos executados durante o nado. O isolamento de um membro superior também permite a incidência de maior força na retração da escápula.

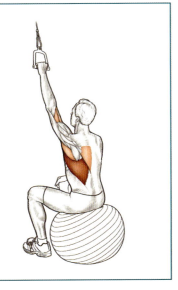

▶ DORSO

Puxada em pé com membros superiores estendidos

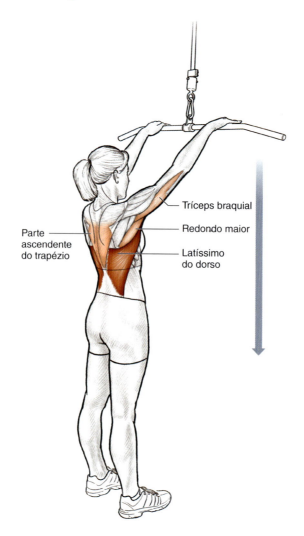

Execução

1. Fique em pé de frente para um aparelho com polia. Utilizando pegadas pronadas, posicione as mãos um pouco mais afastadas que a distância entre os ombros.
2. Mantendo os cotovelos flexionados em 30°, puxe a barra para baixo em direção às coxas, descrevendo um arco.
3. Aproxime a barra até cerca de 2,5 cm das coxas e, em seguida, retorne à posição inicial.

Músculos envolvidos

Primários: latíssimo do dorso, peitoral maior

Secundários: parte ascendente do trapézio, redondo maior, tríceps braquial

Enfoque na natação

De modo semelhante à puxada pela frente, este exercício é benéfico para os nadadores porque, no início do movimento, ele recruta o latíssimo do dorso em posição alongada acima da cabeça, potencializando assim a fase inicial da puxada. Um benefício adicional proporcionado por este exercício é deslocar os membros superiores por uma amplitude de movimento muito maior em relação aos exercícios de tração na barra fixa e puxada pela frente. Ele é mais específico para as demandas da natação, na medida em que ajuda a fortalecer os músculos por todo o movimento de puxada.

O segredo para isolar o latíssimo do dorso ao executar este exercício é manter os cotovelos fixos e elevados durante todo o movimento. Se houver mudança na posição dos cotovelos durante o exercício, o foco será desviado do latíssimo do dorso para os tríceps braquiais. Também é importante manter o tronco imóvel. Não trapaceie inclinando o tronco para frente ou para trás.

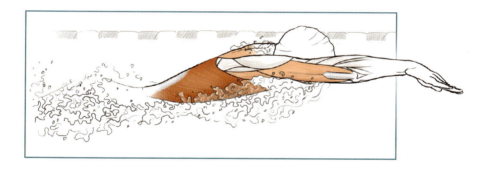

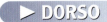

▶ DORSO

Remada sentada com cabo

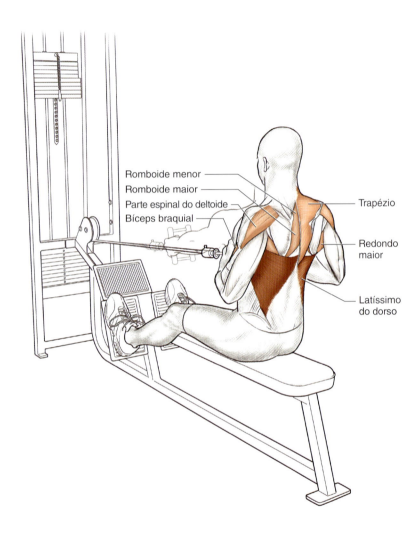

Romboide menor
Romboide maior
Parte espinal do deltoide
Bíceps braquial
Trapézio
Redondo maior
Latíssimo do dorso

Execução

1. Sente-se em um banco de frente para um aparelho com polia. Segure o puxador de modo que a palma de uma mão fique voltada para a outra.
2. Mantendo o dorso perpendicular ao solo, tracione o puxador em direção à região inferior do tórax.
3. Retraia as duas escápulas ao mesmo tempo e faça uma pausa na posição final.
4. Retorne à posição inicial soltando o peso lentamente.

Músculos envolvidos

Primário: latíssimo do dorso

Secundários: trapézio, romboide maior, romboide menor, redondo maior, parte espinal do deltoide, bíceps braquial

Enfoque na natação

Este exercício desenvolve força no latíssimo do dorso. Pode ser particularmente benéfico para nadadores de Peito que desejem aumentar a força da segunda metade da puxada, quando as mãos se aproximam do plano mediano do corpo. Ao trabalhar os músculos secundários, em especial os retratores da escápula, este exercício aumenta a retração das escápulas, que ocorre na fase final da puxada do nado de Peito e que também é essencial para uma recuperação eficiente no nado Borboleta. O fortalecimento dos estabilizadores da escápula também ajuda a manter a escápula estabilizada, fornecendo assim uma base firme de sustentação para todo o cíngulo do membro superior.

A alteração do peso utilizado durante o exercício faz com que a ênfase do trabalho passe para diferentes músculos. Pesos mais leves permitem maior grau de retração escapular, portanto, foca mais o romboide maior, o romboide menor e o trapézio. Por outro lado, pesos maiores exigem mais do latíssimo do dorso, sacrificando a quantidade de retração escapular. Para isolar os músculos do cíngulo dos membros superiores e dos braços, evite inclinar-se para trás durante a execução do exercício.

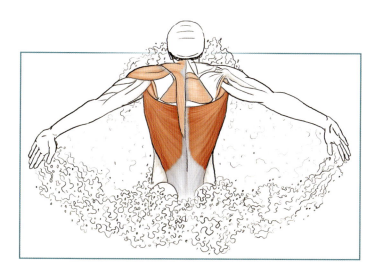

▶ DORSO

Remada unilateral com tronco inclinado para frente

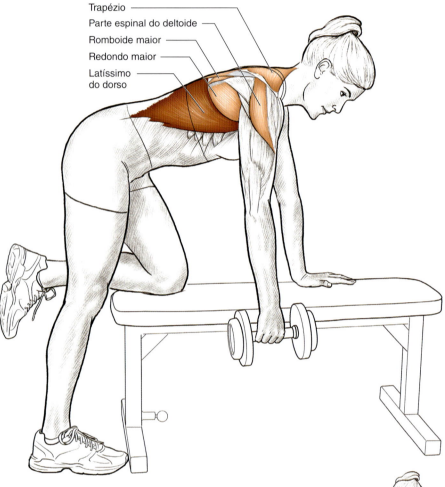

Trapézio
Parte espinal do deltoide
Romboide maior
Redondo maior
Latíssimo do dorso

Execução

1. Segure um haltere com uma mão e apoie sobre um banco o joelho e a parte superior do corpo com a mão livre.
2. Mantendo a coluna reta, puxe o haltere para cima em direção ao tronco.
3. Levante o cotovelo o máximo possível e retraia a escápula.
4. Abaixe lentamente o peso até a posição inicial.

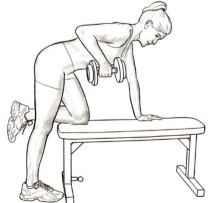

Posição final

DORSO

Músculos envolvidos

Primário: latíssimo do dorso

Secundários: trapézio, romboide maior, romboide menor, redondo maior, parte espinal do deltoide, bíceps braquial, braquial

Enfoque na natação

Similar à remada sentada, este exercício é valioso para os nadadores de Peito que desejem potencializar a segunda metade da puxada. Também é um bom exercício de fortalecimento geral que qualquer nadador pode utilizar para desenvolver força no latíssimo do dorso.

Ao executar este exercício com peso leve, há maior demanda dos músculos retratores da escápula. Já o uso de carga mais pesada passa o foco para o latíssimo do dorso. O posicionamento da cabeça durante este exercício é importante. Como na natação, olhar para cima faz com que os quadris caiam e aumenta a curvatura da região lombar, ao passo que olhar para baixo em direção aos pés protrai os ombros. Para manter o posicionamento correto, fixe o olhar no solo em um ponto alinhado com a mão de apoio. Para ajudá-lo a proteger a região lombar, estabilize os músculos do *core* ao executar o exercício. Isso ajuda a prevenir a rotação excessiva da parte superior do corpo, que é uma forma de violar as normas de execução do exercício.

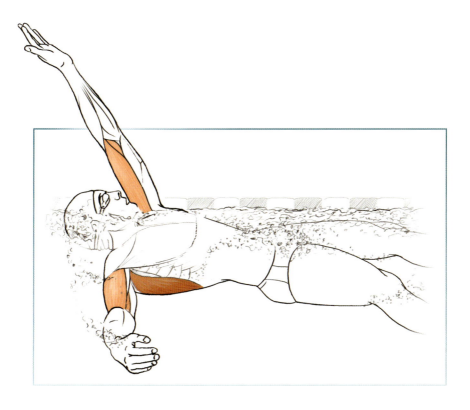

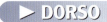

▶ DORSO

Zeus em pé

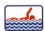

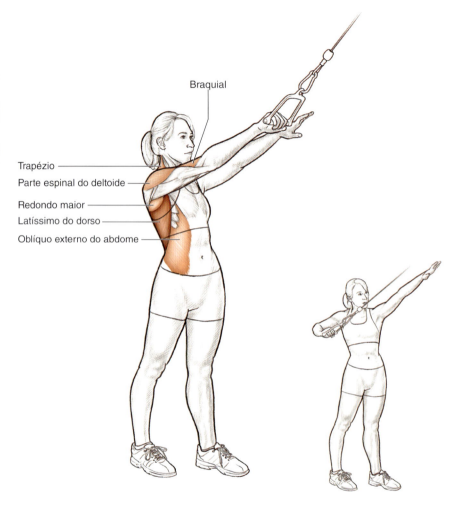

Posição final

Execução

1. Fique em pé, de lado para uma polia. Inicie com as duas mãos estendidas para cima em direção à polia, embora apenas uma delas deva segurar o estribo.
2. Mantendo a outra mão imóvel, puxe o estribo em direção à região superior do tórax, enquanto o gira simultaneamente para trás.
3. Na posição final, acentue a retração da escápula.
4. Retorne à posição inicial.

Músculos envolvidos

Primário: latíssimo do dorso

Secundários: trapézio, romboide maior, romboide menor, redondo maior, parte espinal do deltoide, bíceps braquial, braquial, oblíquo externo do abdome, oblíquo interno do abdome

Enfoque na natação

Este exercício associa os movimentos do cíngulo e do membro superior aos movimentos do tronco, recrutando simultaneamente o latíssimo do dorso e os oblíquos interno e externo do abdome. Isso, por sua vez, reforça a conexão entre os membros superiores e inferiores durante os nados Crawl e de Costas.

Para intensificar a conexão entre a musculatura do *core* no tronco e o latíssimo do dorso, concentre-se em estabilizar o *core*, como foi descrito na introdução do Capítulo 5. Ao executar o exercício, preste atenção para manter o cotovelo elevado por toda a amplitude de movimento.

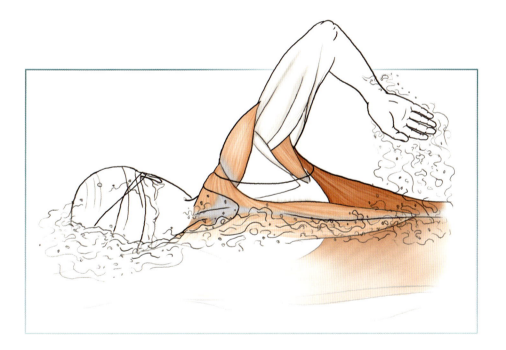

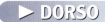

Extensão lombar

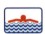

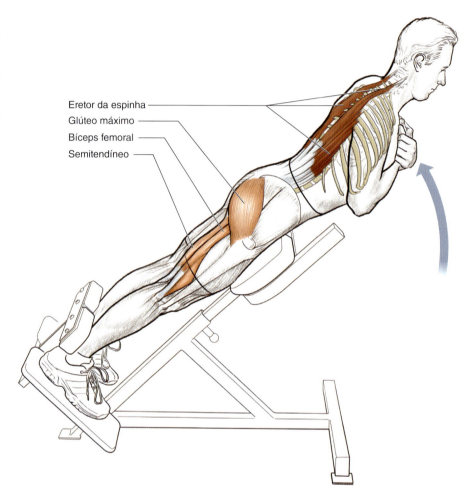

Eretor da espinha
Glúteo máximo
Bíceps femoral
Semitendíneo

Execução

1. Com a face voltada para o solo, posicione o encosto logo abaixo dos quadris e fixe os tornozelos.
2. Deixe o corpo pender para baixo e, a partir dessa posição, levante o tronco até os membros inferiores e parte superior do corpo estarem alinhados.
3. Abaixe lentamente a parte superior do corpo de volta à posição inicial.

Músculos envolvidos

Primário: eretor da espinha

Secundários: glúteo máximo, bíceps femoral, semitendíneo, semimembranáceo

DORSO

Enfoque na natação

Este exercício trabalha os músculos primários e secundários de modo a ser benéfico a diversas demandas dos quatro nados de competição. Os nadadores de Borboleta e de Peito serão beneficiados pelo reforço dos movimentos de ondulação, essenciais para seus movimentos pela água. O exercício também ajuda a reforçar o movimento de ondulação dos membros inferiores. Ele também pode melhorar a saída, ajudando o nadador a estender-se em posição alongada quando deixa o bloco ou, no nado de Costas, quando o nadador deixa a parede e entra na água.

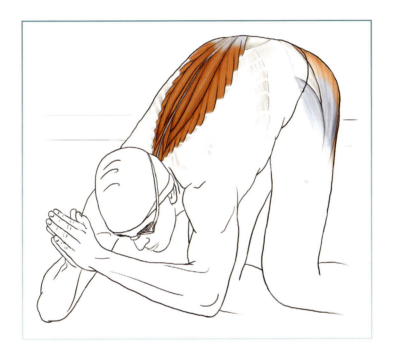

DICA DE SEGURANÇA É permitido um discreto grau de hiperextensão, como aquele executado durante a recuperação dos nados Borboleta e de Peito, porém graus maiores são desaconselhados para evitar o risco de lesão.

VARIAÇÃO
Extensão lombar com rotação

Na posição final, pode-se incluir um componente rotacional para simular a rotação que o tronco realiza em torno do eixo longitudinal nos nados Crawl e de Costas. Tome cuidado para evitar hiperestender o dorso durante a rotação do tronco.

▶ DORSO

Extensão na bola de estabilidade

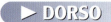

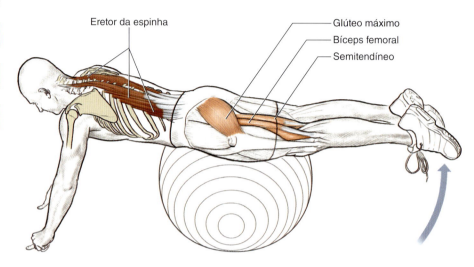

Execução

1. Comece com a face voltada para o solo e uma bola de estabilidade posicionada sob os quadris. Estabilize a parte superior do corpo apoiando as mãos no solo. Os membros inferiores devem estar estendidos e somente os dedos em contato com o solo.
2. Levante os calcanhares e os ombros, tomando cuidado para não estender o pescoço.
3. Faça uma pausa no ponto mais alto do movimento utilizando apenas a ponta dos dedos para dar equilíbrio.
4. Retorne lentamente à posição inicial.

Músculos envolvidos

Primário: eretor da espinha

Secundários: glúteo máximo, bíceps femoral, semitendíneo, semimembranáceo

DORSO

Enfoque na natação

Os movimentos executados durante este exercício simulam fielmente os movimentos corporais de ondulação realizados nos nados Borboleta e de Peito e os movimentos de ondulação dos membros inferiores. Embora este exercício recrute os mesmos músculos que o exercício de extensão lombar, a amplitude de movimento realizada é mais limitada, diminuindo seu benefício para melhorar as saídas. Ao executá-lo, é importante conservar a parte cervical da coluna e a cabeça alinhadas com o restante da coluna vertebral a fim de manter o posicionamento adequado das partes lombar e torácica da coluna.

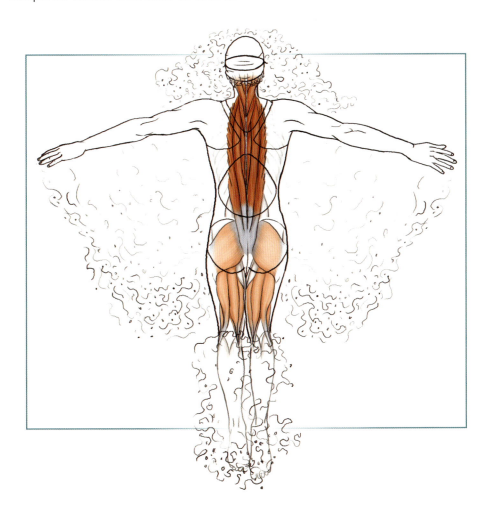

⚠️ **DICA DE SEGURANÇA** É permitido um grau discreto de hiperextensão, como aquele executado durante a recuperação nos nados Borboleta ou de Peito, porém graus maiores são desaconselhados para evitar o risco de lesão.

133

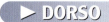

DORSO

Progressão de super-herói em decúbito ventral sobre a bola de estabilidade

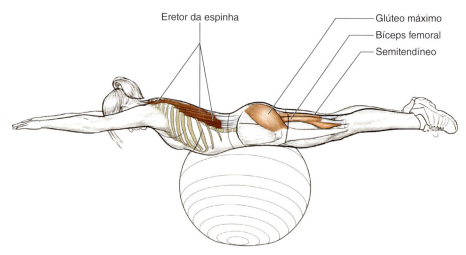

Execução

1. Comece com a face voltada para o solo e uma bola de estabilidade posicionada sob os quadris.
2. Levante os calcanhares e ombros, tomando cuidado para não estender o pescoço.
3. Estenda um membro superior à frente em posição alongada e use o outro para dar equilíbrio.
4. Coloque também o outro membro superior em posição alongada.
5. Mantenha o corpo firme e imóvel por dois a quatro segundos.
6. Inverta os movimentos.

Músculos envolvidos

Primário: eretor da espinha

Secundários: glúteo máximo, bíceps femoral, semitendíneo, semimembranáceo

DORSO ◄

Enfoque na natação

Embora pareça simples, este exercício é difícil de executar porque não depende necessariamente da força, mas da capacidade de reagir de modo dinâmico ao desequilíbrio sobre a bola de estabilidade enquanto mantém a posição alongada. Você pode melhorar o equilíbrio tornando-se mais seguro com o exercício de extensão na bola de estabilidade descrito anteriormente. Antes de chegar à posição alongada plena, comece estendendo um membro superior, enquanto usa a outra mão para dar equilíbrio. Você perceberá que é mais fácil começar o exercício posicionando primeiro os membros inferiores em posição alongada e só depois, lentamente, os membros superiores, em vez de tentar colocar-se em posição alongada imediatamente. Esvaziar um pouco a bola pode tornar o exercício mais fácil.

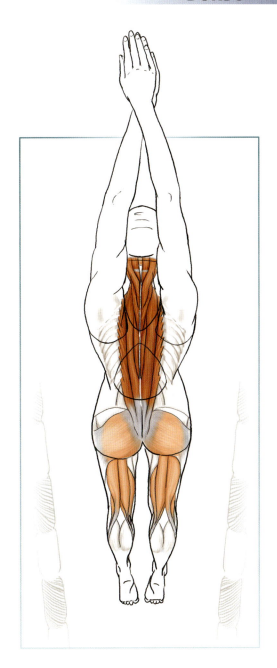

▶ DORSO

Posição alongada em decúbito ventral sobre a bola de estabilidade

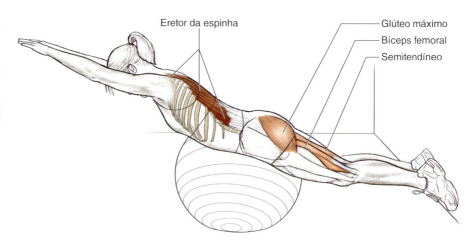

Execução

1. Comece com uma bola de estabilidade posicionada sob o abdome. Apoie os membros inferiores estendidos contra uma parede.
2. Empurre com as pernas, rolando sobre a bola até que seu corpo fique alinhado desde os calcanhares até o ponto mais alto da cabeça.
3. Enquanto estende o corpo para frente, conduza os membros superiores até a posição alongada.
4. Retorne lentamente à posição inicial.

Músculos envolvidos

Primário: eretor da espinha

Secundários: glúteo máximo, bíceps femoral, semitendíneo, semimembranáceo

Enfoque na natação

O objetivo deste exercício é desenvolver força e confiança para manter a posição alongada. Uma vantagem dele é que no solo, ao contrário da água, o nadador pode sentir diretamente as reações enquanto mantém a posição alongada.

É bom iniciar pela posição intermediária, com os membros superiores estendidos ao lado do corpo, e não acima da cabeça como na posição alongada. A transição da posição intermediária para a avançada pode ser gradual, estendendo um membro superior de cada vez. A dificuldade do exercício pode ser modificada alterando-se a posição da bola de estabilidade. Se a bola estiver mais próxima aos pés, a dificuldade do exercício aumenta e, se mais próxima à cabeça, ele se torna mais fácil.

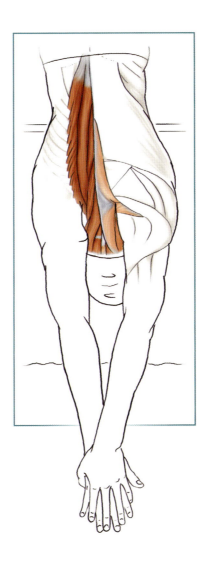

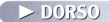
DORSO

Ponte sobre a bola de estabilidade

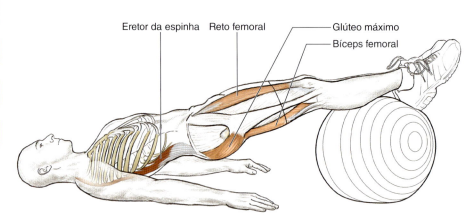

Execução

1. Deite-se em decúbito dorsal e posicione uma bola de estabilidade sob as suras (panturrilhas).
2. Contraia os músculos do *core* e levante os quadris.
3. Mantenha o corpo alinhado desde os calcanhares até os ombros.
4. Desça lentamente até a posição inicial.

Músculos envolvidos

Primário: eretor da espinha

Secundários: glúteo máximo, reto femoral, bíceps femoral, semitendíneo, semimembranáceo

Enfoque na natação

Este exercício realiza um excelente trabalho associando a ativação dos músculos glúteos e do jarrete aos músculos do *core*. Apesar de estar com a face voltada para cima durante a execução deste exercício, ele fortalece os músculos que contribuem para os movimentos de ondulação que ocorrem nos nados Borboleta e de Peito e o movimento de ondulação dos membros inferiores.

Antes de levantar os quadris do solo, fixe o *core* como descrito no Capítulo 5. Isso isolará o exercício para os músculos primários e secundários e irá prevenir lesões na região lombar. A dificuldade do exercício pode ser variada alterando-se a posição dos pés sobre a bola. Quanto menos contato tiver com a bola, mais difícil será o exercício. O maior nível de dificuldade se dá quando seus calcanhares estiverem sobre o topo da bola. Este exercício também serve como base para executar a flexão de joelhos sobre a bola de estabilidade descrita no Capítulo 7.

DORSO

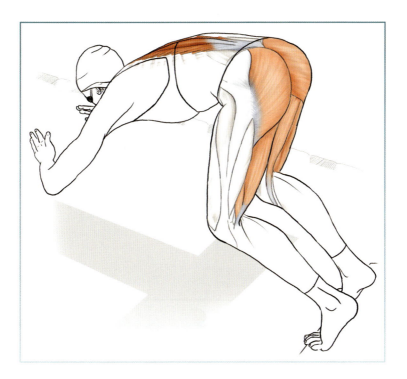

⚠️ **DICA DE SEGURANÇA** Não se esqueça de manter os ombros em contato com o solo. Você não deve sentir pressão na cabeça ou no pescoço ao executar este exercício.

VARIAÇÃO

Ponte unilateral sobre a bola de estabilidade

Esta versão avançada do exercício deve ser iniciada apenas quando você já tiver um bom controle dos quadris durante a execução do exercício de ponte. O objetivo fundamental é manter os quadris em posição de ponte, levantar um membro inferior por 5 segundos, abaixá-lo até a bola, em seguida levantar o outro membro inferior por 5 segundos e continuar essa alternância por 60 segundos.

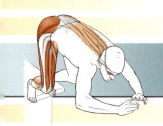

MEMBROS INFERIORES

CAPÍTULO 7

Membros inferiores fortes são decisivos para obter seu autêntico potencial como nadador. Eles não apenas são a base para que você tenha uma batida de pernas potente e eficaz, mas também a chave para orientar seu corpo após a saída do bloco de partida e as viradas na parede. Além disso, muitas vezes desempenham um papel subestimado como membro da cadeia cinética para equilibrar a mecânica do nado e contribuir para uma posição alongada estável.

O membro inferior é composto de três grandes articulações – quadril, joelho e tornozelo. Cinco ossos compõem essas três articulações. A pelve serve como meio de ligação entre os membros inferiores e o tronco. Cada coxa é composta de um único osso longo denominado fêmur. A perna contém a tíbia e a fíbula. O tálus é o osso que serve como ponto de conexão entre o pé e a perna. A articulação do quadril é formada pelo receptáculo ósseo do osso do quadril, o acetábulo e a cabeça do fêmur, em forma de esfera. O joelho é a junção do fêmur com a tíbia; e o tornozelo é composto das extremidades distais da tíbia e da fíbula e a porção superior do tálus.

Como uma articulação esferóidea, o quadril é capaz de desenvolver grandes amplitudes de movimentos, que podem ser descritos em três pares. A flexão envolve o levantamento da coxa para o alto como se estivesse subindo alguns degraus. A extensão é o movimento da coxa para trás. A abdução ocorre quando o membro inferior é deslocado lateralmente, afastando-se do plano mediano do corpo, e a adução é o movimento no qual se aproxima o membro inferior do plano mediano. A rotação medial é o movimento em que o hálux de cada pé consegue tocar seu oposto no plano mediano do corpo. E a rotação lateral é o movimento oposto e permite que os calcanhares se toquem.

No joelho, uma articulação em dobradiça[1], ocorrem dois movimentos principais. A flexão é o movimento em que o calcanhar é puxado em direção à nádega, e a extensão é a retificação do joelho a partir da posição flexionada. No tornozelo, por sua vez, ocorrem quatro movimentos. O movimento de direcionar os dedos dos pés para baixo, como na posição alongada, é denominado flexão plantar. O ato de levantar os dedos do pé em direção à tíbia é chamado de dorsiflexão. O movimento de rotação medial no tornozelo, em que a planta do pé fica voltada para o plano mediano do corpo, é denominado inversão. Por fim, a eversão envolve voltar a planta do pé para a lateral como se fosse iniciar a pernada do nado de peito[2].

---

[1] N.T.: Além do movimento em dobradiça, o joelho realiza pequenas rotações (medial e lateral), sendo, portanto, classificado como articulação bicondilar biaxial.
[2] N.T.: A rigor, a articulação do tornozelo, ou talocrural, realiza os movimentos de flexão plantar e dorsiflexão. Os movimentos de inversão e eversão do pé ocorrem na articulação talocalcânea ou subtalar.

Os músculos do membro inferior podem ser classificados naqueles que atuam no quadril e no joelho e naqueles que agem no tornozelo. Os músculos da coxa e do quadril podem ainda ser divididos nos seguintes grupos: anterior, medial, glúteo e posterior. O grupo anterior contém sete músculos. O iliopsoas (Fig. 7.1) é um músculo profundo que se origina na face anterior das vértebras lombares e na face medial do osso do quadril e, em seguida, cruza sobre a articulação do quadril para inserir-se na extremidade proximal do fêmur. O principal movimento gerado pelo iliopsoas é a flexão do quadril. O quadríceps femoral, o maior músculo do corpo, é dividido em quatro músculos distintos, denominados de acordo com seu ponto de origem. O reto femoral, o único que transpõe as articulações do quadril e do joelho, origina-se na região anterior do osso do quadril. O vasto lateral origina-se na face lateral do fêmur; o vasto medial na face medial do fêmur; e o vasto intermédio entre o vasto lateral e o vasto medial. Esses quatro músculos possuem uma inserção comum na região anterior da tíbia através do ligamento da patela e atuam para estender o joelho. Como o reto femoral transpõe a articulação do quadril, ele também atua como flexor do quadril. O tensor da fáscia lata (TFL) estende-se da região anterior do osso do quadril para fundir-se com o trato iliotibial (TIT), uma lâmina fascial espessa que se estende inferiormente pela face lateral da coxa. Em seguida, ele se insere na face lateral da tíbia, logo abaixo da articulação do joelho. As ações principais do TFL são flexão, abdução e rotação medial da coxa no

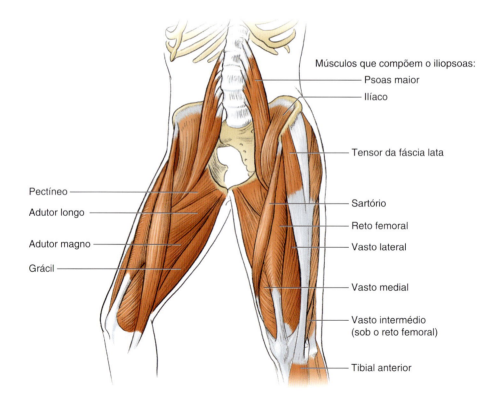

Figura 7.1 Músculos da região anterior dos membros inferiores.

quadril. O último músculo do grupo anterior é o sartório, um longo músculo em forma de fita que se estende em diagonal da região anterior do osso do quadril até a face medial da tíbia. Suas funções principais são flexionar, abduzir e rodar lateralmente a coxa no quadril.

O grupo medial pode ser dividido na família dos adutores e dois músculos adicionais que se estendem junto a ela. A família dos adutores é composta de três músculos (adutor magno, adutor longo e adutor curto); todos se originam na região inferior do osso do quadril, próximos ao plano mediano do corpo, e se inserem na face medial do fêmur. Como o nome indica, a função principal dessa família de músculos é a adução da coxa no quadril. Logo acima dos adutores está o pectíneo, que também se origina na região inferior do osso do quadril próximo ao plano mediano do corpo e, em seguida, insere-se na face medial do fêmur. Além de auxiliar os adutores, o pectíneo também flexiona o quadril. O grácil é o músculo mais medial e inferior. Ele possui a mesma origem que os outros músculos, porém transpõe o joelho para inserir-se na face medial da tíbia, logo abaixo da articulação do joelho. Além de aduzir a coxa no quadril, o grácil também é um flexor auxiliar do joelho.

O grupo glúteo contém os três músculos glúteos e uma coleção de seis rotadores profundos. O glúteo máximo (Fig. 7.2), o maior e mais superficial dos músculos glúteos, origina-se na metade posterior do osso do quadril e em uma parte do osso sacro adjacente. Ele cruza sobre a articulação do quadril para fundir-se com o TIT e também se insere em uma pequena

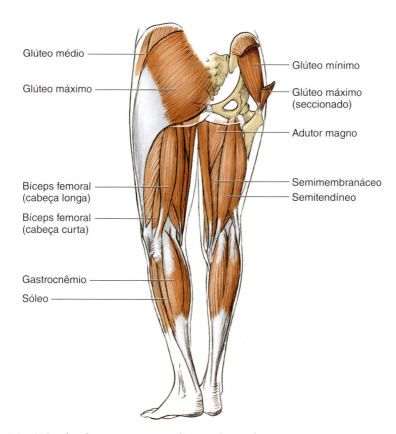

Figura 7.2 Músculos da região posterior dos membros inferiores.

porção do fêmur. A principal ação do glúteo máximo é a extensão do quadril. Ele também ajuda outros músculos da região na rotação lateral da coxa. Os glúteos médio e mínimo são profundos ao glúteo máximo e originam-se na face lateral do osso do quadril. Os dois músculos cruzam sobre a articulação do quadril, inserindo-se em uma proeminência óssea do fêmur denominada trocânter maior. Eles cruzam sobre a articulação do quadril para se ligar à proeminência óssea no fêmur chamada de trocânter maior. Ambos os músculos abduzem e rodam medialmente a coxa no quadril. Os rotadores profundos formam um conjunto de seis músculos pequenos (piriforme, gêmeo superior, gêmeo inferior, obturador externo, obturador interno e quadrado femoral) que juntos rodam lateralmente a coxa no quadril e, como o manguito rotador no ombro, estabilizam a articulação do quadril.

O grupo posterior é composto dos três músculos do jarrete. O bíceps femoral, como o nome indica, possui duas cabeças, uma com origem no túber isquiático do osso do quadril e outra na face posterior do fêmur. As duas cabeças convergem para um tendão comum que se insere na cabeça da fíbula. Os outros dois músculos do jarrete, semitendíneo e semimembranáceo, também se originam no túber isquiático, mas estendem-se sobre a região medial da articulação do joelho para inserir-se na face medial da extremidade proximal da tíbia. Juntos, esses três músculos estendem o quadril e flexionam o joelho.

Os músculos da perna podem ser agrupados de acordo com suas ações na articulação do tornozelo. O gastrocnêmio e o sóleo são os principais flexores plantares e compartilham a inserção pelo tendão do calcâneo. Os tibiais anterior e posterior, nomeados de acordo com o local de origem na tíbia, atuam para inverter o pé. O grupo de músculos fibulares (fibular terceiro, fibular curto e fibular longo), localizado na região lateral da articulação do tornozelo, origina-se na fíbula e tem como função principal a eversão do pé.

Para efeito de discussão, os padrões de recrutamento muscular da pernada de adejamento dos nados Crawl e de Costas são descritos ao mesmo tempo, pois são padrões praticamente idênticos. A fase de propulsão da pernada de adejamento começa com a musculatura do tronco e a estabilizadora do *core* agindo como base sobre a qual os membros inferiores geram suas forças. Os verdadeiros movimentos de pernada começam com os quadris em pequena extensão. A partir dessa posição, o iliopsoas e o reto femoral são ativados para iniciar a flexão do quadril. Agindo também na articulação do joelho, o reto femoral inicia a extensão do joelho e é rapidamente acompanhado pelo restante do quadríceps femoral para ajudar a aumentar a força gerada durante a pernada. Esses músculos permanecem ativos durante toda a fase de propulsão da pernada. Na articulação do tornozelo, os tibiais anterior e posterior trabalham juntos para manter o pé em posição de discreta inversão, enquanto a contração do gastrocnêmio e do sóleo promove a flexão plantar do pé. A extensão do quadril que ocorre durante a fase de recuperação é conduzida pelos músculos do jarrete e glúteo máximo. Diferente da pernada de adejamento, na pernada do nado Borboleta, ou golfinhada, o tronco não serve apenas de base para o trabalho das pernas, ele também atua como um componente. Os movimentos de ondulação do tronco dão início à pernada, e os movimentos simultâneos dos membros inferiores seguem de modo idêntico à ação da pernada de adejamento. Uma importante diferença no movimento simultâneo dos membros inferiores é que ocorre uma quantidade maior de flexão e extensão tanto nos quadris como nos joelhos. O movimento de ondulação do tronco é conduzido pela contração dos músculos do abdome e do eretor da espinha, mas os músculos que orientam os movimentos dos membros inferiores são idênticos aos da pernada de adejamento.

O ponto inicial para a fase de propulsão da pernada no nado de Peito é aquele em que os pés estão afastados cerca de 20 a 25 cm e os joelhos e quadris flexionados. A partir dessa posição, o TFL, o glúteo médio e o glúteo mínimo rodam medialmente e abduzem as coxas, causando o afastamento dos membros inferiores. Quando os tornozelos começam a se afastar, o bíceps femoral contrai, puxando a região lateral da perna, o que leva à rotação lateral da perna e ao afastamento ainda maior dos tornozelos. Ao mesmo tempo, os músculos fibulares contraem-se para everter o pé. Esses movimentos combinados posicionam os membros inferiores para iniciar a fase de chicotada da pernada. A partir dessa posição, o glúteo máximo contrai-se com força para estender o quadril; o quadríceps femoral atua para estender o joelho; e os potentes músculos adutores (adutor magno, adutor longo, adutor curto, pectíneo e grácil) puxam os dois membros inferiores em direção ao plano mediano do corpo. Na articulação do tornozelo, o tibial posterior, o gastrocnêmio e o sóleo contraem-se para levar o tornozelo de volta à posição de flexão plantar para a fase de deslize do nado. A recuperação é realizada pelo recrutamento do reto femoral e do iliopsoas, que flexionam o quadril, e pelo recrutamento dos músculos do jarrete, que flexionam o joelho.

▶ MEMBROS INFERIORES

Agachamento com barra

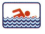
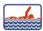

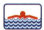

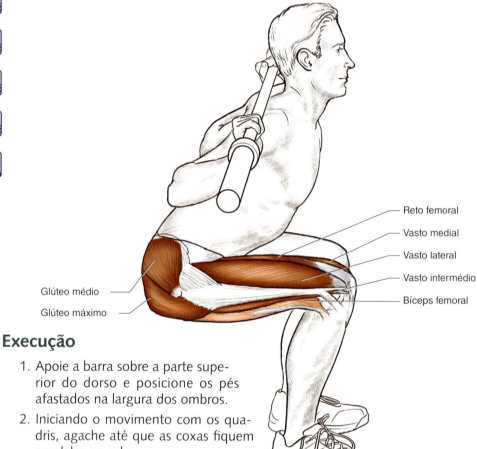

Execução

1. Apoie a barra sobre a parte superior do dorso e posicione os pés afastados na largura dos ombros.
2. Iniciando o movimento com os quadris, agache até que as coxas fiquem paralelas ao solo.
3. Retorne à posição inicial estendendo os membros inferiores.

Músculos envolvidos

Primários: reto femoral, vasto medial, vasto intermédio, vasto lateral, glúteo máximo, glúteo médio

Secundários: eretor da espinha, bíceps femoral, semitendíneo, semimembranáceo, adutor magno, adutor longo, adutor curto, pectíneo, sartório, grácil, transverso do abdome, oblíquo externo do abdome, oblíquo interno do abdome

⚠ **DICA DE SEGURANÇA** A técnica inadequada de agachamento é uma das principais causas de lesões durante o treinamento no solo ou na sala de musculação das academias. Certifique-se de começar com carga leve e de aumentá-la somente quando sentir-se confortável ao executar o levantamento e após um profissional credenciado em treinamento de força e condicionamento analisar sua técnica.

Enfoque na natação

Agachamentos são exercícios bem versáteis, pois recrutam todos os principais grupos musculares dos membros inferiores. O aumento da força dos extensores do joelho proporciona maior geração de força e potência durante o trabalho de pernas em qualquer um dos nados. Já o fortalecimento dos músculos glúteos, em particular do glúteo máximo, ajuda a melhorar a força gerada com a extensão do quadril durante a pernada do nado de Peito. Em virtude da semelhança dos movimentos executados nos agachamentos e nas saídas, particularmente nas primeiras saídas, os agachamentos devem estar presentes nas séries de treinamento dos nadadores para melhorar as saídas.

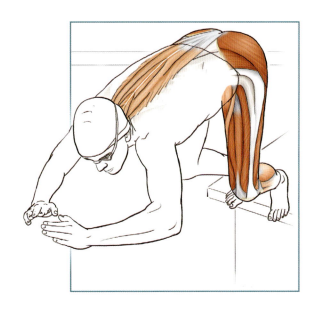

Deve-se tomar bastante cuidado por causa da possibilidade de lesão na região lombar e nos joelhos. Para proteger a região lombar, os iniciantes devem começar apenas com a barra até que se sintam confortável com o exercício. Intensificar a contração da musculatura do *core*, como foi descrito na introdução do Capítulo 5, também ajuda a proteger a região lombar. As causas mais comuns de lesão no joelho são deslocá-lo adiante dos dedos dos pés ou permitir que os joelhos sejam deslocados em direção ao plano mediano durante o agachamento.

VARIAÇÃO
Agachamento com barra acima da cabeça

Os agachamentos com barra acima da cabeça têm a vantagem de concentrar-se em manter uma postura corporal ereta e desenvolver força e confiança com os membros superiores acima da cabeça. A carga utilizada é bem menor que a do agachamento tradicional, portanto, é melhor começar este exercício com um bastão de madeira.

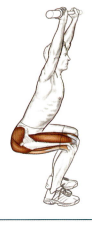

▶ **MEMBROS INFERIORES**

Afundo com halteres (pé apoiado no banco)

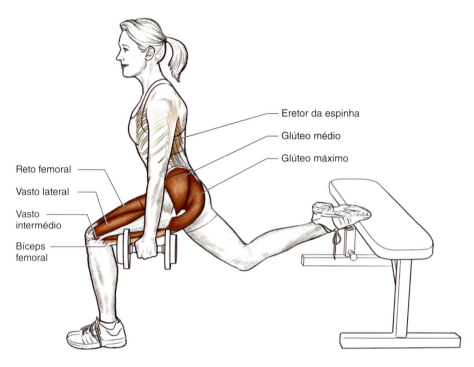

Execução

1. Com um haltere em cada mão, posicione-se 60 cm à frente de um banco plano com os pés afastados na largura dos quadris.
2. Desloque um dos pés para trás, apoiando seus dedos sobre o banco.
3. Iniciando o movimento com os quadris, abaixe o corpo até a coxa do membro estendido ficar paralela ao solo.
4. Retorne à posição inicial estendendo o membro inferior.

Músculos envolvidos

Primários: reto femoral, vasto medial, vasto intermédio, vasto lateral, glúteo máximo, glúteo médio

Secundários: eretor da espinha, bíceps femoral, semitendíneo, semimembranáceo, adutor magno, adutor longo, adutor curto, pectíneo, sartório, grácil, transverso do abdome, oblíquo externo do abdome, oblíquo interno do abdome

MEMBROS INFERIORES ◄

Enfoque na natação

O afundo com um membro inferior, como o agachamento com os dois membros, trabalha os grandes grupos musculares do membro inferior. Uma vantagem desse tipo de afundo é que ele trabalha um membro de cada vez, e isso pode ajudar a lidar com os desequilíbrios musculares que possam existir entre os membros inferiores. Trabalhar todos os grandes grupos musculares do membro inferior melhora a força e a resistência no trabalho de pernas, assim como a força nas saídas e viradas.

Durante o exercício, você deve usar a perna de trás apenas para equilibrar-se. Conforme a confiança e o equilíbrio aumentam, você pode substituir o banco por uma bola de estabilidade. Preste atenção na posição do joelho ao agachar. A projeção medial do joelho e seu deslocamento para além dos dedos dos pés constituem técnicas inapropriadas. Se você perceber imperfeições como essas, altere o peso ou o número de repetições para reduzir a intensidade do exercício.

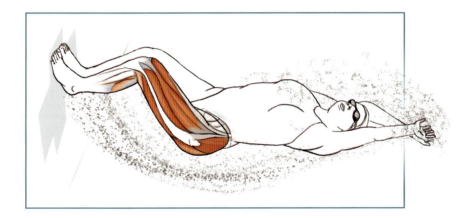

▶ **MEMBROS INFERIORES**

Subida no *step* com halteres

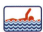

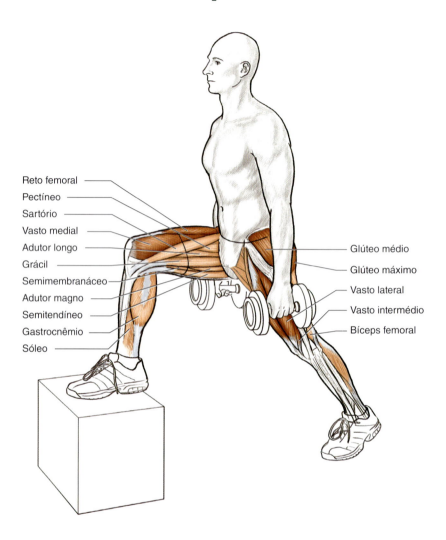

Execução

1. Posicione-se em frente a um *step* com um haltere em cada mão.
2. Suba no *step* com um membro inferior. Force esse membro sobre o *step* para levantar-se até ficar com os dois pés sobre ele.
3. Desça com o membro que iniciou o exercício.
4. Repita, iniciando o exercício com o outro membro inferior.

⚠ **DICA DE SEGURANÇA** Para proteger a região lombar, mantenha uma posição bem ereta durante todo o exercício. Uma técnica inadequada muito comum é inclinar a porção superior do tronco para frente.

MEMBROS INFERIORES

Músculos envolvidos

Primários: reto femoral, vasto medial, vasto intermédio, vasto lateral, psoas maior, glúteo máximo, glúteo médio

Secundários: bíceps femoral, semitendíneo, semimembranáceo, adutor magno, adutor longo, adutor curto, pectíneo, sartório, grácil, gastrocnêmio, sóleo, transverso do abdome, oblíquo externo do abdome, oblíquo interno do abdome

Enfoque na natação

A subida no *step* com halteres é outro bom exercício para trabalhar simultaneamente todos os grandes grupos musculares dos membros inferiores. O ganho de força será utilizado para melhorar seu aproveitamento e a distância da saída a partir do bloco de partida, especialmente nas saídas com os pés desnivelados, por causa do isolamento de um membro inferior, assim como as viradas na parede. O trabalho dos extensores do joelho proporcionará o desenvolvimento de força e resistência durante o trabalho de pernas.

Para maximizar os benefícios do exercício, desça do *step* de forma lenta e controlada. Pode-se alterar a dificuldade do exercício modificando a altura do *step*.

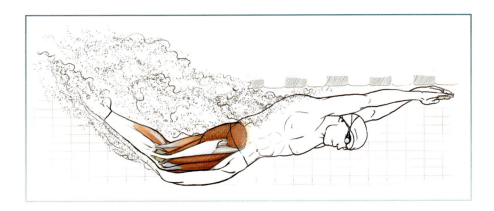

VARIAÇÃO
Subida no *step* com barra

Com o aumento de sua força, o uso de halteres pode tornar-se inadequado; este será então o momento de começar a usar uma barra. Ao utilizá-la, apoie-a sobre o trapézio como se fosse realizar um agachamento, porém perceba que o peso ficará mais afastado do centro de gravidade em comparação com os halteres. Prepare-se para uma mudança no equilíbrio.

▶ MEMBROS INFERIORES

Avanço

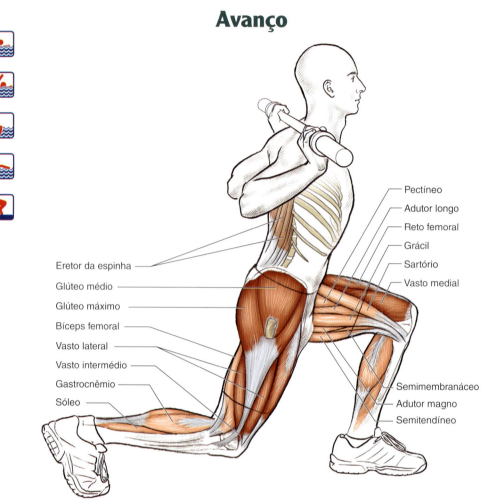

Execução

1. Apoie a barra sobre a parte superior do dorso e posicione os pés afastados na largura dos ombros.
2. Dê um passo adiante flexionando o joelho da frente até que a coxa fique paralela ao solo. Evite que o joelho de trás toque o solo.
3. Pressione o pé da frente contra o solo para levantar-se e retornar à posição inicial.

Músculos envolvidos

Primários: reto femoral, vasto medial, vasto intermédio, vasto lateral, glúteo máximo, glúteo médio

Secundários: eretor da espinha, bíceps femoral, semitendíneo, semimembranáceo, adutor magno, adutor longo, adutor curto, pectíneo, sartório, grácil, gastrocnêmio, sóleo, transverso do abdome, oblíquo externo do abdome, oblíquo interno do abdome

Enfoque na natação

Este exercício utiliza todos os grandes grupos musculares do membro inferior de um modo dinâmico, incorporando um componente de equilíbrio. O emprego deste exercício leva a um melhor desempenho da pernada e tem efeito benéfico nas saídas e viradas.

A fim de evitar que o tronco se incline para frente durante o exercício, na posição inicial, fixe o olhar em um objeto situado no nível dos olhos e mantenha-o assim durante todo o exercício. Assim, sua cabeça permanecerá erguida e o tronco, consequentemente, ereto. Preste muita atenção à posição do joelho em relação ao pé. Na posição final, a perna deve ficar paralela ao solo.

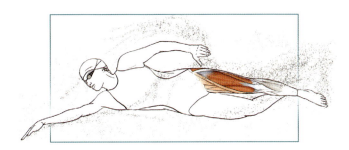

VARIAÇÕES

Avanço em progressão

Para executar esta variação, em vez de levantar-se para trás, desloque seu peso para frente. Pressione o membro da frente contra o solo e leve o membro de trás para a posição mais avançada, recriando a posição de avanço.

Avanço diagonal e lateral

Os movimentos diagonal e lateral exigem maior esforço do grupo de músculos adutores, o que proporciona benefício adicional aos nadadores de Peito. Para compor um programa no solo, tente substituir os avanços tradicionais (para frente) por ciclos repetitivos de avanço (para frente) seguido por avanço diagonal e lateral.

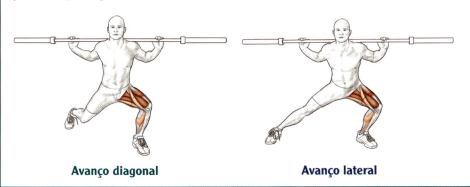

Avanço diagonal   Avanço lateral

▶ MEMBROS INFERIORES

Rotação medial do quadril em pé

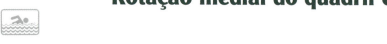
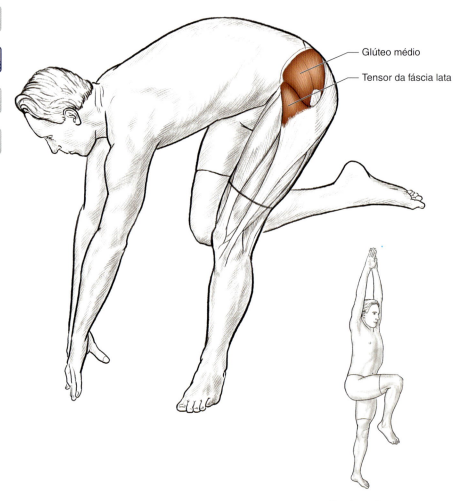

Posição final

Execução

1. Em pé apoiado sobre um membro inferior, projete os membros superiores e o tronco em direção à margem medial do pé que sustenta o peso.
2. Use o membro inferior que suporta o peso como eixo para a rotação.
3. Projete os membros superiores e o tronco em direção a um ponto situado no alto e discretamente atrás do ombro do mesmo lado.
4. Mantenha o membro inferior livre em posição flexionada e rode-o simultaneamente com o tronco, deslocando o joelho para cima ao mesmo tempo que os membros superiores.

MEMBROS INFERIORES ◄

Músculos envolvidos

Primários: tensor da fáscia lata, glúteo médio, glúteo mínimo

Secundário: nenhum

Enfoque na natação

Este exercício trabalha um grupo seleto de músculos responsáveis pela rotação medial dos quadris, movimento observado principalmente na natação durante a fase de recuperação da pernada do nado de Peito, quando os calcanhares são aproximados das nádegas. Portanto, os nadadores de Peito serão os mais beneficiados por este exercício. Apesar disso, outros nadadores não devem ignorá-lo, pois um pequeno componente rotacional também está presente nos outros nados. Esses músculos, como os do manguito rotador do ombro, desempenham função protetora e ajudam a estabilizar a articulação do quadril. Este exercício também é útil para ensinar o controle postural e do equilíbrio, especialmente para nadadores jovens.

Atenção especial deve ser dada aos movimentos rotacionais executados durante o exercício, pois esse é o segredo para trabalhar os músculos rotadores. Os extensores do joelho e o glúteo máximo também podem ser trabalhados executando-se uma discreta flexão do joelho enquanto você se projeta em direção ao solo. Quando há aumento da confiança e da força, você pode segurar uma *medicine ball* com as duas mãos para aumentar a dificuldade do exercício.

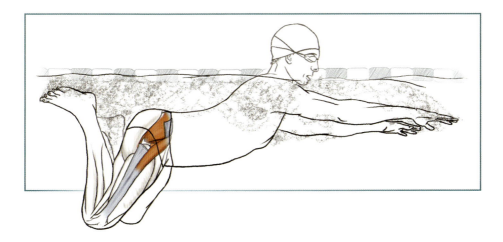

▶ MEMBROS INFERIORES

Rotação lateral do quadril em pé

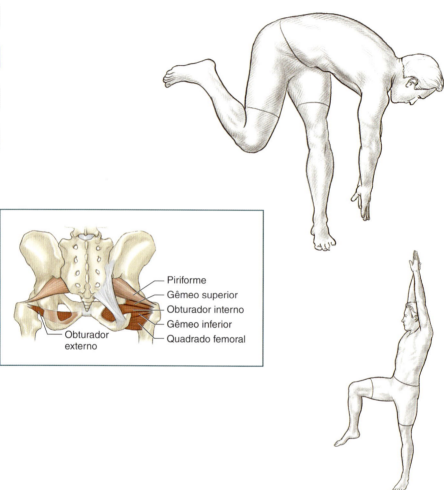

Piriforme
Gêmeo superior
Obturador interno
Gêmeo inferior
Obturador externo
Quadrado femoral

Posição final

Execução

1. Em pé apoiado sobre um membro inferior, projete os membros superiores e o tronco em direção à margem lateral do pé que sustenta o peso.
2. Use o membro inferior que suporta o peso como eixo para a rotação.
3. Projete os membros superiores e o tronco em direção a um ponto situado no alto e discretamente atrás do ombro do lado oposto.
4. Mantenha o membro inferior livre flexionado e rode-o simultaneamente com o tronco, deslocando o joelho para cima ao mesmo tempo que os membros superiores.

Músculos envolvidos

Primários: obturador interno, gêmeo superior, gêmeo inferior, obturador externo, quadrado femoral

Secundários: piriforme, glúteo máximo, sartório

Enfoque na natação

Ao trabalhar um grupo de músculos responsáveis pela rotação lateral do quadril, este exercício pode ajudar a aumentar as forças geradas durante a fase de propulsão da pernada do nado de Peito. Como os rotadores mediais do quadril, os rotadores laterais também atuam como estabilizadores do quadril, tornando este exercício adequado para nadadores que também queiram prevenir lesões. A natureza unipedal do exercício e os movimentos combinados da parte superior do tronco também o tornam útil para melhorar o equilíbrio e conectar os movimentos dos membros superiores e inferiores. Como mencionado no exercício anterior, deve-se ter especial atenção à manutenção do equilíbrio e aos movimentos rotacionais. Os extensores do joelho e o glúteo máximo também podem ser trabalhados executando-se uma discreta flexão do joelho enquanto você se projeta em direção ao solo. Quando houver aumento da confiança e da força, você pode segurar uma *medicine ball* com as duas mãos para aumentar a dificuldade do exercício.

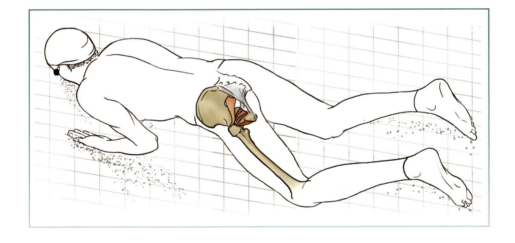

▶ MEMBROS INFERIORES

Levantamento terra romano (LTR)

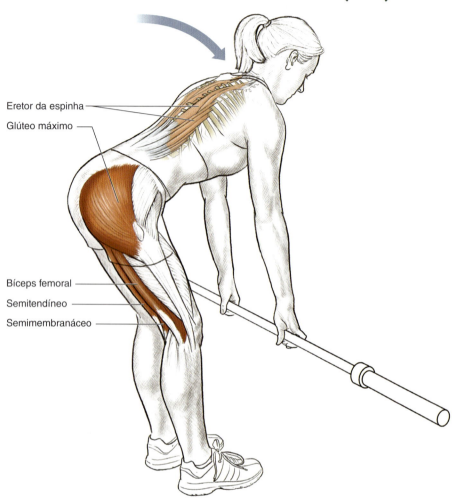

Execução

1. Segurando uma barra com pegadas pronadas, posicione os pés afastados na largura dos ombros.
2. Flexione discretamente os joelhos.
3. Mantendo o dorso plano, comece a baixar a barra projetando os quadris para trás.
4. Abaixe a barra até sentir o alongamento dos músculos do jarrete.
5. Levante-se e retorne à posição inicial.

Músculos envolvidos

Primários: glúteo máximo, bíceps femoral, semitendíneo, semimembranáceo
Secundário: eretor da espinha

MEMBROS INFERIORES ◄

Enfoque na natação

Os alvos principais do LTR são o glúteo máximo e o grupo muscular do jarrete, músculos importantes para a extensão do quadril durante a execução de saídas e a transição para a posição alongada após a virada na parede. Os músculos glúteo e do jarrete também são importantes para a extensão do quadril durante a fase de propulsão da pernada do nado de Peito.

Para assegurar o desempenho adequado do exercício, concentre-se no seguinte: (1) manter a cabeça erguida, pois ao olhar para baixo os ombros são protraídos e o dorso é sobrecarregado, (2) manter o dorso plano durante todo o movimento e (3) isolar o movimento para os quadris.

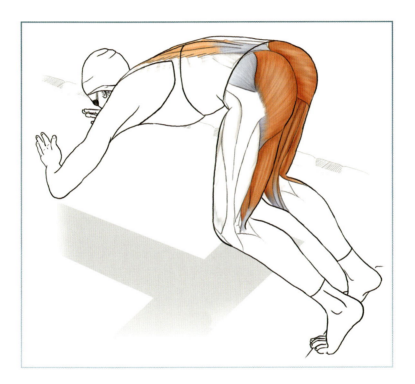

⚠️ **DICA DE SEGURANÇA** Se for executado de modo inadequado, especialmente ao utilizar pesos leves, este exercício apresentará risco de lesão, por isso nadadores mais jovens devem evitá-lo.

159

► MEMBROS INFERIORES

Flexão de joelhos sobre a bola de estabilidade

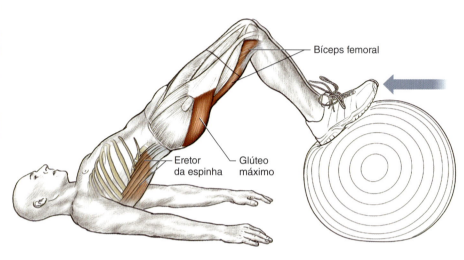

Execução

1. Deite-se em decúbito dorsal e posicione uma bola de estabilidade sob os calcanhares.
2. Contraia os músculos do *core* e levante os quadris.
3. Sem deixar os quadris caírem, movimente os calcanhares em direção às nádegas.
4. Estenda os membros inferiores até o corpo ficar alinhado dos tornozelos aos ombros. Em seguida, repita o exercício.

Músculos envolvidos

Primários: glúteo máximo, bíceps femoral, semitendíneo, semimembranáceo
Secundário: eretor da espinha

MEMBROS INFERIORES ◀

Enfoque na natação

Os nadadores de Peito que desejem fortalecer os músculos do jarrete acharão este exercício bastante proveitoso. Ele também é valioso porque trabalha os músculos do jarrete, o glúteo máximo e o eretor da espinha, que contribuem para manter uma posição alongada estável. Aqueles que não têm acesso a uma sala de treinamento com pesos acharão este exercício ótimo para os músculos do jarrete, pois o único equipamento necessário é uma bola de estabilidade.

Antes de executar este exercício, você deve dominar o exercício de ponte sobre a bola de estabilidade descrito no Capítulo 6 (p. 138). Para manter a posição adequada do corpo, os músculos do *core* devem ser ativados durante todo o exercício. A falha ao recrutar os estabilizadores do *core* causará queda dos quadris e redução da eficácia do exercício. Para evitar sobrecarga na cabeça e no pescoço, não se esqueça de manter os ombros em contato com o solo.

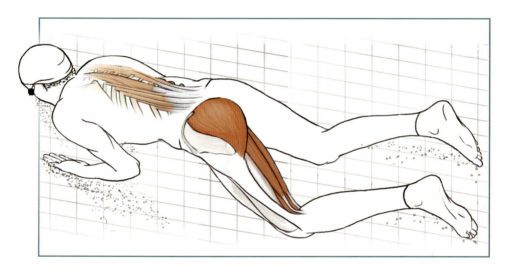

VARIAÇÃO

Flexão unilateral de joelho sobre a bola de estabilidade

Como o isolamento de um membro inferior requer maior equilíbrio e força do *core*, esta variação avançada deve ser usada apenas depois que você já estiver dominando a flexão com os dois joelhos sobre a bola. O principal objetivo deve ser manter o corpo alinhado, dos tornozelos até os ombros, passando pelos joelhos e quadris.

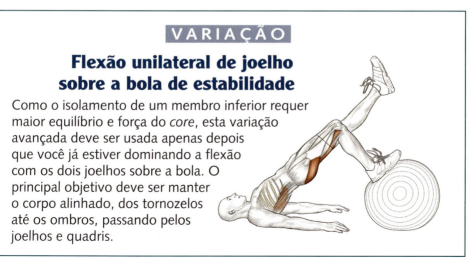

161

▶ **MEMBROS INFERIORES**

Flexão de joelhos

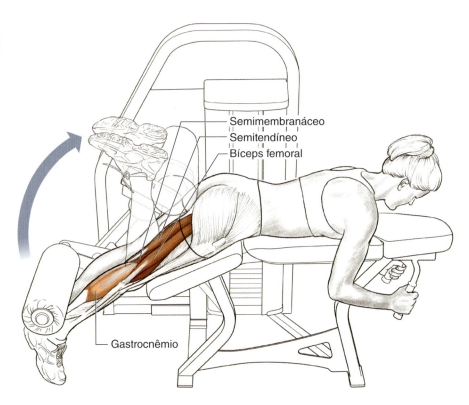

Execução

1. Deite-se em decúbito ventral em uma mesa flexora e trave os calcanhares sob os apoios.
2. Aproxime os calcanhares das nádegas executando um movimento em arco.
3. Abaixe lentamente o peso de volta à posição inicial.

Músculos envolvidos

Primários: bíceps femoral, semitendíneo, semimembranáceo
Secundário: gastrocnêmio

MEMBROS INFERIORES ◀

Enfoque na natação

Embora os músculos do jarrete contribuam ativamente para os movimentos executados durante o trabalho de pernas em todos os nados de competição, seu envolvimento é máximo na fase de recuperação da pernada no nado de Peito, momento em que os calcanhares são levados em direção às nádegas. Os nadadores tendem a ter dominância do quadríceps femoral, resultando em desequilíbrio de força entre o quadríceps e os músculos do jarrete. Para corrigir esse desequilíbrio, os nadadores devem incluir exercícios que isolem os músculos do jarrete.

Os nadadores de Peito devem voltar os dedos dos pés para a lateral a fim de simular com mais fidelidade os movimentos executados na água. Esse posicionamento também aumenta o recrutamento do bíceps femoral. Evite levantar os quadris da mesa flexora durante o exercício. Execute os movimentos de modo lento e controlado. Não tente impelir com rapidez os apoios em direção às nádegas, e sim puxá-los com calma.

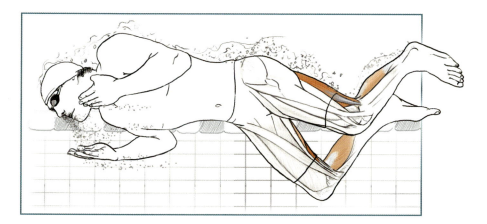

163

▶ MEMBROS INFERIORES

Extensão de joelhos

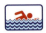

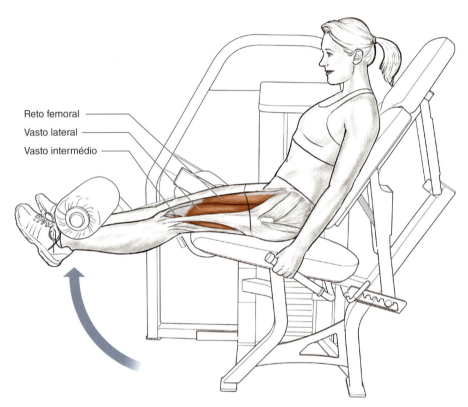

Execução

1. Sente-se em uma cadeira extensora e trave os tornozelos sob os apoios.
2. Estenda os joelhos completamente.
3. Abaixe lentamente as pernas de volta à posição inicial.

Músculos envolvidos

Primários: reto femoral, vasto lateral, vasto intermédio, vasto medial
Secundário: nenhum

Enfoque na natação

Este exercício atua diretamente no grupo muscular do quadríceps femoral (inclusive o reto femoral), de modo a proporcionar força para a fase de propulsão da pernada de todos os nados de competição. Esses músculos também contribuem para os movimentos dos membros inferiores que ocorrem durante as saídas e ao empurrar a parede após uma virada.

Para maximizar os benefícios do exercício, você deve estender completamente os joelhos na posição final e abaixar o peso de modo lento e controlado. Ao executar o exercício, concentre-se em levantar com calma os apoios em vez de tentar projetá-los com rapidez para o alto.

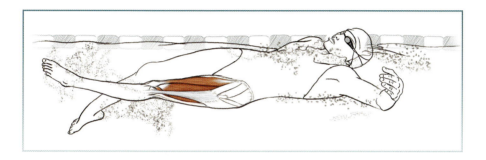

⚠️ **DICA DE SEGURANÇA** Nadadores com dor, ou histórico recente de dor, no joelho devem evitar este exercício, pois ele pode sobrecarregar o ligamento e a face articular da patela enquanto ela desliza sobre o fêmur.

> **MEMBROS INFERIORES**

Andar lateral arrastado com banda elástica

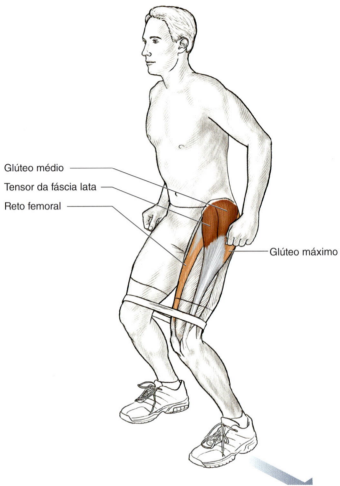

Glúteo médio
Tensor da fáscia lata
Reto femoral
Glúteo máximo

Execução

1. Fique em pé com os joelhos discretamente flexionados e os pés afastados na largura dos ombros.
2. Mantendo o membro de arraste fixo, dê um passo com o membro condutor de 30 a 45 cm para o lado.
3. Depois de apoiar o pé condutor no solo, desloque o pé de arraste.
4. Repita os passos 2 e 3 até percorrer uma distância estabelecida ou um certo número de repetições.

Músculos envolvidos

Primários: tensor da fáscia lata, glúteo médio
Secundários: glúteo máximo, reto femoral

MEMBROS INFERIORES ◀

Enfoque na natação

O tensor da fáscia lata e o glúteo médio são dois importantes estabilizadores do osso do quadril. Eles também realizam pequenas contribuições aos movimentos de pernada dos quatro nados de competição. O fortalecimento desses músculos muitas vezes é negligenciado em programas no solo. Este exercício deve ser introduzido nos programas no solo várias vezes ao longo do ano para assegurar que esses músculos não sejam menosprezados. Os nadadores de Peito, que dependem mais de quadris fortes e estáveis, devem incorporá-lo com mais frequência. Pode-se aumentar o envolvimento do reto femoral e do glúteo máximo ampliando a flexão do joelho.

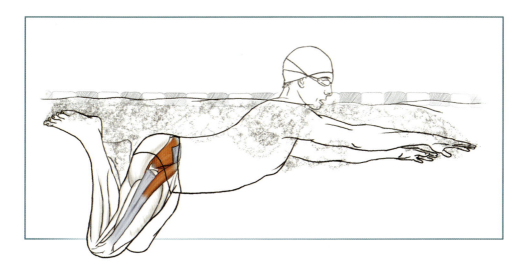

⚠️ **DICA DE SEGURANÇA** Posicionar a banda elástica abaixo do joelho pode sobrecarregar desnecessariamente tendões e ligamentos situados ao redor dele.

VARIAÇÃO
Andar diagonal arrastado com banda elástica

A inclusão de um movimento diagonal aumentará muito a ativação do reto femoral, o que pode melhorar a força na pernada de todos os nados. Esta variação, entretanto, diminuirá a ativação do glúteo médio.

> **MEMBROS INFERIORES**

Adução de coxa em pé

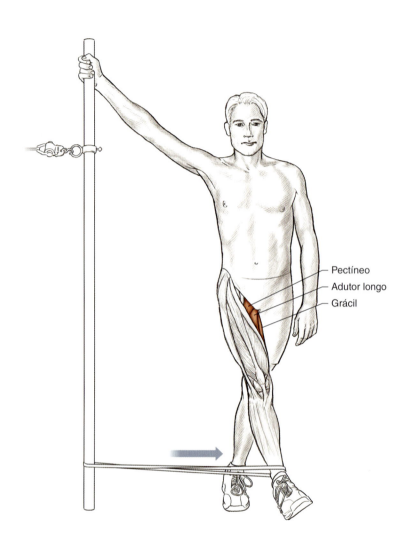

Pectíneo
Adutor longo
Grácil

Execução

1. Fique de lado para um mastro, com uma banda elástica fixada a ele e ao seu tornozelo mais próximo.
2. Deixe que a tensão da banda puxe seu membro inferior para o lado.
3. Mantendo o joelho estendido, movimente o membro cruzando-o pela frente do membro fixo.
4. Retorne devagar à posição inicial.

MEMBROS INFERIORES ◄

Músculos envolvidos

Primários: adutor magno, adutor longo, adutor curto, pectíneo, grácil

Secundários: transverso do abdome, oblíquo externo do abdome, oblíquo interno do abdome

Enfoque na natação

O trabalho específico do grupo de músculos adutores pode ajudar o nadador de Peito a aumentar a força e a potência da pernada.

Ao executar este exercício, contrair os estabilizadores do *core* e manter a parte superior do corpo bem ereta ajuda a isolar o grupo de músculos adutores. Os nadadores que sentem dor, ou tem histórico recente de dor, no joelho devem posicionar a banda elástica logo acima do joelho.

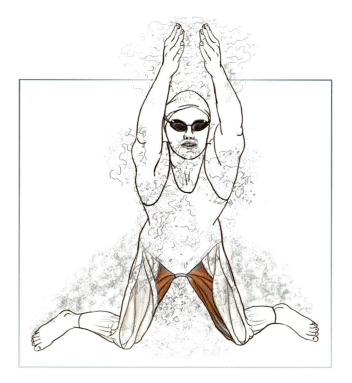

▶ MEMBROS INFERIORES

Inversão e eversão do pé com banda elástica

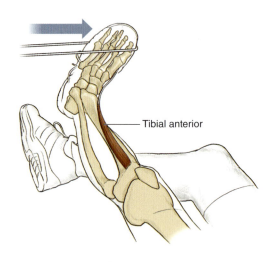

Inversão

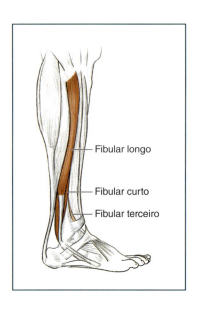

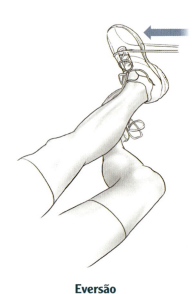

Eversão

Execução da inversão

1. Mantendo o pé suspenso, passe a banda elástica ao redor da parte anterior do pé, de modo que a resistência se origine de um ponto ancorado lateralmente ao pé que executará o exercício.

MEMBROS INFERIORES

2. Sem rodar o joelho ou o quadril, aproxime os dedos do plano mediano do corpo.
3. Retorne devagar à posição inicial.

Execução da eversão

1. Mantendo o pé suspenso, passe a banda elástica ao redor da parte anterior do pé, de modo que a resistência se origine de um ponto ancorado medialmente ao pé que executará o exercício.
2. Sem rodar o joelho ou o quadril, afaste os dedos do plano mediano do corpo.
3. Retorne devagar à posição inicial.

Músculos envolvidos

Primários: tibial anterior e tibial posterior (inversores); fibular longo e fibular curto (eversores)

Secundários: flexor longo dos dedos e flexor longo do hálux (inversores); fibular terceiro (eversor)

Enfoque na natação

Os inversores (tibial anterior e tibial posterior) e eversores (grupo dos fibulares) do pé são importantes estabilizadores da articulação do tornozelo. A inclusão de exercícios que trabalhem esses músculos pode ajudar a proteger a articulação do tornozelo, aumentando sua estabilidade dinâmica. Inversores fortes proporcionam sustentação ao tornozelo durante a pernada de adejamento e a golfinhada e ajudam a manter o pé em posição levemente invertida. O fortalecimento dos eversores do pé ajuda no posicionamento do tornozelo e do pé quando as pernas se posicionam para iniciar a chicotada durante o nado de Peito. Os eversores do pé também proporcionam estabilidade lateral ao tornozelo, ajudando a protegê-lo contra torções durante atividades de treinamento multifuncional, como a corrida.

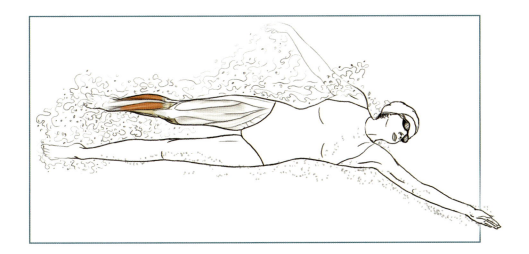

TREINAMENTO CORPORAL GLOBAL

CAPÍTULO 8

Este capítulo é dedicado aos exercícios corporais globais que requerem ativação simultânea de músculos do membro superior, do *core* e do membro inferior. Tendo em vista que os capítulos anteriores abordaram detalhes da anatomia das articulações e dos músculos, ações musculares e seu papel na natação, o objetivo deste capítulo é descrever a importância do treinamento corporal global e o papel destes exercícios para o aumento do desempenho na natação.

O foco dos capítulos anteriores era os exercícios que isolam uma única articulação ou, por meio da combinação de movimentos, as articulações dos membros superiores ou inferiores. Os exercícios deste capítulo, por outro lado, integram os membros superiores e inferiores durante os movimentos corporais globais, permitindo a um exercício conectar essas áreas com o *core*. Esses exercícios envolvem várias articulações e grupos musculares e, portanto, são bastante funcionais e específicos para esse esporte.

Conforme aumenta o número de articulações e grupos musculares recrutados durante um exercício, a especificidade do exercício também aumenta. Por exemplo, uma simples extensão do antebraço isola uma articulação (a do cotovelo) e um músculo (o tríceps braquial). Em comparação, o meio-sugado (*burpee*), que será descrito mais adiante neste capítulo, é um exercício corporal global que incorpora movimentos dos membros superiores e inferiores e, consequentemente, de vários grupos musculares. As diferenças entre esses dois tipos de exercício são óbvias; a questão que se coloca, assim, refere-se às vantagens e desvantagens relativas a cada um. A vantagem principal da extensão do antebraço é que ela isola um único músculo e, por isso, é fácil controlar o grau de resistência (aumentando ou diminuindo o peso) que incide sobre esse músculo, e o foco pode ser dirigido exclusivamente ao fortalecimento do tríceps. A principal desvantagem é que o movimento não é específico para a natação, pois envolve apenas uma articulação. Por outro lado, a vantagem principal do meio-sugado é que várias articulações e grupos musculares estão envolvidos e ele dá ênfase ao salto em posição alongada no final; é um exercício específico para a natação. Como outras vantagens ainda podemos citar que ele requer movimentos coordenados, ativa a musculatura do *core* e inclui um componente de salto explosivo. Por meio de movimentos coordenados dos membros superiores e inferiores e a ativação da musculatura do *core*, os nadadores perceberão que estes exercícios ajudam a aumentar a força e a eficácia das braçadas. Uma desvantagem do meio-sugado e de outros exercícios corporais globais é que, devido ao recrutamento simultâneo de vários grupos musculares, os músculos mais fortes podem compensar os mais fracos. Por exemplo, um nadador incrivelmente rápido pode também apresentar a pernada mais lenta da equipe se a mecânica de braçada, da parte superior do corpo, for forte o suficiente para compensar a debilidade na pernada. Embora os exercícios corporais globais sejam importantes, você precisa executar movimentos multiarticulares mais concentrados nas partes superior e inferior do corpo e exercícios adicionais de isolamento para ter um programa no solo abrangente. Ao considerar os movimentos corporais globais como série principal e os outros exercícios como educativos e corretivos de técnica, você refinará sua técnica de nado.

Além de manter o foco no movimento global do corpo, vários exercícios reforçam os movimentos explosivos. Aqui se aplica o princípio da especificidade. A melhor maneira de melhorar sua capacidade de explosão na saída a partir do bloco de partida e depois de cada virada na parede é incorporar exercícios explosivos em seu programa no solo. O objetivo principal desses exercícios é ensiná-lo a gerar força a partir dos membros inferiores e do *core*. A vantagem de usar exercícios fora da piscina para aumentar a produção de força é que fica mais fácil executar várias repetições em sequência, receber um *feedback* e realizar as correções necessárias.

Esses exercícios pedem algumas considerações especiais. A primeira é que, como eles incorporam movimentos multiarticulares, é preciso que haja uma coordenação adequada desses movimentos. Um exemplo de exercício mal coordenado seria iniciar a posição alongada antes de começar o salto ao executar o meio-sugado. Iniciar precocemente a posição alongada elimina o movimento de balanço dos membros superiores que gera força e o ajuda a saltar mais alto. Na natação, a analogia seria levar os membros superiores à posição alongada antes de iniciar o salto da saída a partir do bloco. A falta de coordenação pode transformar um movimento corporal global em vários exercícios isolados uniarticulares, diminuindo a especificidade para o esporte. Além disso, a perfeição da técnica deve ser indispensável, devido à natureza complexa dos exercícios. Portanto, ao executá-los pela primeira vez, você deve priorizar a qualidade do movimento e não a quantidade. Esse conselho é especialmente relevante para os exercícios explosivos e os de salto, não apenas porque os movimentos explosivos descontrolados apresentam alto risco de lesão, mas também porque as aterrissagens associadas impõem grande estresse nos membros inferiores. Uma maneira de assegurar a realização da técnica adequada é começar esses exercícios utilizando pouco ou nenhum peso, de modo a consolidá-la antes de desenvolver força ou potência. Uma consideração final é a importância da musculatura estabilizadora do *core* durante a execução desses exercícios. Os estabilizadores do *core* atuam não somente para inter-relacionar os movimentos dos membros superiores e inferiores, mas também como estabilizadores e protetores das regiões superior e inferior do dorso. Assim, você deve contrair os estabilizadores do *core* no início de cada exercício. O Capítulo 5 fornece uma visão geral completa de como utilizar os estabilizadores do *core*.

Um grupo de exercícios corporais globais conhecido como levantamentos olímpicos é extremamente benéfico para o desenvolvimento de velocidade, força e potência. Como esses exercícios complexos requerem instrução e supervisão de profissionais qualificados (como técnicos credenciados em força), eles não foram incluídos neste livro. Dois levantamentos olímpicos comuns que devem ser considerados para nadadores avançados, quando houver instrução e supervisão adequadas, são a metida ao peito com barra suspensa e o arranque com barra suspensa, dois dos melhores exercícios corporais globais para desenvolver potência por meio do *core* e dos membros inferiores. Nadadores especializados em eventos de velocidade (50 a 100 m) serão os mais beneficiados com esses levantamentos. Os principais benefícios são em explosão na saída a partir do bloco e nas viradas na parede. Visto que são necessárias certas habilidades para executar esses exercícios, deve-se procurar orientação com um treinador credenciado em levantamento olímpico ou um especialista credenciado em força e condicionamento.

Todos os exercícios incluídos neste capítulo são benéficos porque são de natureza corporal global e, como os levantamentos olímpicos, ajudam a gerar força e potência através do *core*. Porém, eles não exigem obrigatoriamente a instrução e supervisão de um treinador credenciado em força. Não se esqueça: você deve ter sempre um treinador para supervisionar seu programa, de modo que possa receber um *feedback* contínuo sobre a sua técnica.

▶ TREINAMENTO CORPORAL GLOBAL

Cortador de grama unilateral

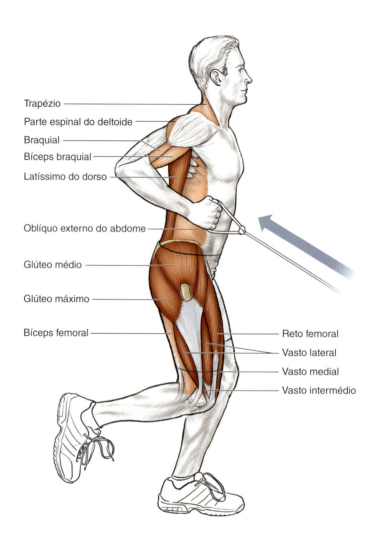

Execução

1. Fique apoiado sobre uma perna, a 1 metro de um aparelho com polia. Voltado para o aparelho, com o membro superior estendido, segure o estribo com a mão oposta.
2. Iniciando o movimento com os quadris, abaixe o corpo enquanto movimenta o membro superior para a posição de dar partida no cortador de grama.
3. Retorne à posição ereta estendendo o membro inferior e puxando o estribo em direção ao corpo.
4. Ao puxar o estribo, concentre-se no movimento de retração da escápula.

TREINAMENTO CORPORAL GLOBAL

Músculos envolvidos

Primários: reto femoral, vasto lateral, vasto intermédio, vasto medial, glúteo máximo, glúteo médio, latíssimo do dorso

Secundários: bíceps femoral, semitendíneo, semimembranáceo, eretor da espinha, oblíquo externo do abdome, oblíquo interno do abdome, trapézio, romboide maior, romboide menor, redondo maior, parte espinal do deltoide, bíceps braquial, braquial

Enfoque na natação

Ao associar os movimentos dos membros superiores e inferiores e incorporar movimentos rotacionais do tronco, este exercício fortalece a integração entre os membros superiores e inferiores durante os nados Crawl e de Costas. Uma atenção especial à retração dos ombros no final do exercício melhorará a fase inicial da recuperação do nado Crawl.

Para aumentar a integração entre os membros superiores e inferiores, é fundamental estabilizar o *core* no início do exercício. Isso recruta a musculatura estabilizadora do *core*. Durante o exercício, você deve executar simultaneamente os movimentos dos membros superiores e inferiores. Isolar os movimentos diminuirá os benefícios da integração. Como os outros exercícios que envolvem o membro inferior, ao abaixar-se, o joelho não deve ultrapassar as extremidades dos dedos do pé.

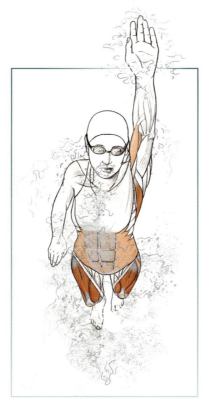

> **TREINAMENTO CORPORAL GLOBAL**

Meio-sugado (*burpee*)

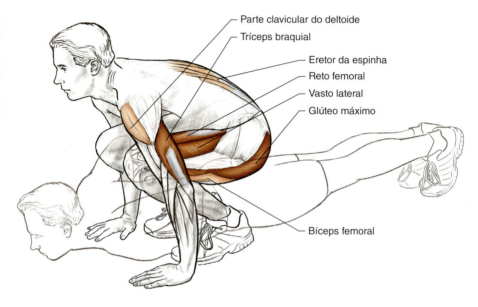

Execução

1. A partir de uma posição ereta, abaixe-se, apoiando as mãos no solo, e jogue os pés para trás.
2. Abaixe e levante o corpo em um movimento de flexão no solo. Ao completá-la, jogue os pés para frente, de modo que fiquem sob os quadris.
3. Salte para o alto, levantando os membros superiores acima da cabeça para a posição alongada.
4. Amorteça a aterrissagem abaixando para iniciar outra repetição.

Músculos envolvidos

Primários: reto femoral, vasto lateral, vasto intermédio, vasto medial, glúteo máximo, peitoral maior, tríceps braquial

Secundários: bíceps femoral, semitendíneo, semimembranáceo, eretor da espinha, parte clavicular do deltoide

TREINAMENTO CORPORAL GLOBAL ◄

Enfoque na natação

Este excelente exercício no solo pode ser facilmente incorporado a um programa de treinamento em circuito, pois nenhum equipamento é necessário. Seu foco principal é a transição da posição de flexão no solo para a posição alongada. Dar maior ênfase à rapidez ao levar os pés sob os quadris melhorará sua velocidade nas viradas simples durante os nados Borboleta e de Peito. Saltar para uma posição alongada firme promoverá melhoras na posição alongada ao deixar a parede depois de uma virada, em todos os nados.

É importante manter o corpo firme, como na flexão no solo; você deve tentar manter-se alinhado desde os calcanhares, passando pelos quadris, até a extremidade da cabeça. Aumentar a concavidade ou a convexidade da região lombar é uma técnica inadequada que pode levar ao estresse desnecessário da coluna vertebral. Para proteger o corpo, especialmente os joelhos, do impacto excessivo, você deve aterrissar do salto com os joelhos levemente flexionados para absorver o choque. Executar o exercício sobre um colchonete antiderrapante o ajudará a proteger os membros inferiores do impacto excessivo.

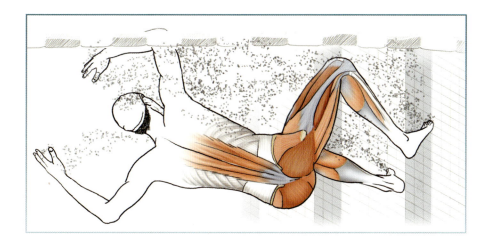

⚠️ **DICA DE SEGURANÇA** Antes de incluir este exercício no programa no solo de um nadador jovem, ele deve possuir força e coordenação para executar a flexão no solo de modo apropriado.

179

► TREINAMENTO CORPORAL GLOBAL

Salto a partir do bloco em posição alongada

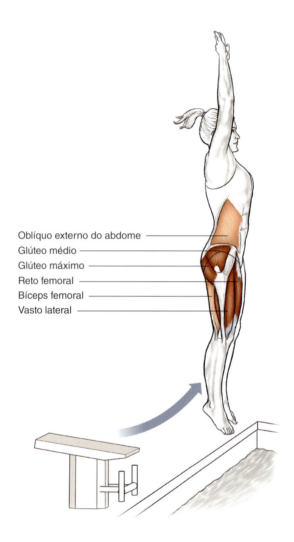

Oblíquo externo do abdome
Glúteo médio
Glúteo máximo
Reto femoral
Bíceps femoral
Vasto lateral

Execução

1. Mantenha-se em sua posição preferida sobre o bloco.
2. Realize um movimento explosivo para saltar do bloco em posição vertical alongada.
3. Mantenha a posição vertical alongada até entrar na água.

Músculos envolvidos

Primários: reto femoral, vasto medial, vasto intermédio, vasto lateral, glúteo máximo, glúteo médio, eretor da espinha

Secundários: bíceps femoral, semitendíneo, semimembranáceo, grácil, oblíquo externo do abdome, oblíquo interno do abdome, transverso do abdome

TREINAMENTO CORPORAL GLOBAL

Enfoque na natação

Este exercício de transição o ajuda a concentrar-se no movimento explosivo ao sair do bloco para uma posição alongada firme. Quando você pula do bloco, o foco inicial deve estar no salto, concentrando-se em atingir altura máxima. Em seguida, o foco muda rapidamente para manter a posição vertical alongada e firme. Pode-se incluir neste exercício um componente de educativo de reação fazendo o nadador saltar no momento correto.

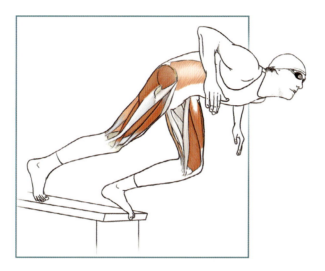

⚠️ **DICA DE SEGURANÇA** Por medida de segurança, este exercício deve ser executado somente quando a piscina tiver pelo menos 1,50 m de profundidade. A profundidade da piscina determinará quanto tempo o nadador deverá manter a posição alongada. Em piscinas mais rasas, o nadador deve sair da posição alongada flexionando levemente os joelhos ao entrar na água, para absorver o impacto ao atingir o fundo da piscina. Em piscinas mais fundas, a posição alongada pode ser mantida por mais tempo; o ideal é que todo o corpo tenha entrado na água.

VARIAÇÃO
Salto a partir do bloco fora da água em posição alongada

Esta variação no solo pode ser incluída em um programa de circuito ou de levantamento de pesos em uma academia. Para evitar que as articulações dos membros inferiores sejam sobrecarregadas, os joelhos devem estar um pouco flexionados para absorver o impacto no contato com o solo.

▶ **TREINAMENTO CORPORAL GLOBAL**

Saída com banda resistente

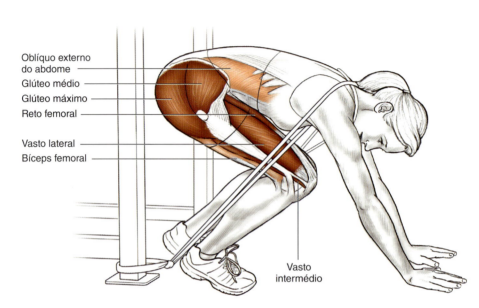

Oblíquo externo do abdome
Glúteo médio
Glúteo máximo
Reto femoral
Vasto lateral
Bíceps femoral
Vasto intermédio

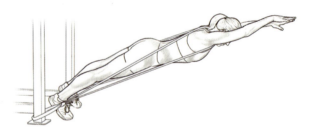

Posição final

Execução

1. Em posição inicial junto ao solo, mantenha os dedos e a parte anterior da planta dos pés apoiados em um objeto estável.
2. As bandas são dispostas diagonalmente através do corpo, ancorando o ombro oposto a seu ponto de fixação.
3. Simulando a saída a partir do bloco, execute um movimento explosivo contra a resistência das bandas.
4. Para evitar que os membros superiores se apoiem no solo para manter o equilíbrio, você pode adiantar um pé no final do exercício.

TREINAMENTO CORPORAL GLOBAL

Músculos envolvidos

Primários: reto femoral, vasto medial, vasto intermédio, vasto lateral, glúteo máximo, glúteo médio, eretor da espinha

Secundários: bíceps femoral, semitendíneo, semimembranáceo, adutor magno, adutor longo, adutor curto, pectíneo, grácil, oblíquo externo do abdome, oblíquo interno do abdome, transverso do abdome

Enfoque na natação

Este exercício trabalha especificamente os músculos utilizados para o movimento explosivo ao saltar a partir do bloco. O segredo para maximizar os benefícios do exercício é posicionar as bandas de modo que, na posição inicial, já exista nelas uma pequena tensão, a qual assegura que os maiores benefícios da resistência e do fortalecimento ocorram durante todo o movimento.

Para tornar o exercício o mais realista possível, você deve se concentrar na transição para a posição alongada, assim como faria durante uma saída normal. Para proteger seu dorso, contraia a musculatura estabilizadora do *core* no início do exercício e mantenha-a assim durante todo o movimento. Ao terminar o movimento propulsor, você pode adiantar um pé para estabilizar o corpo. Estender a mão e depois deixar-se cair sobre ela é uma causa comum de lesão do membro superior.

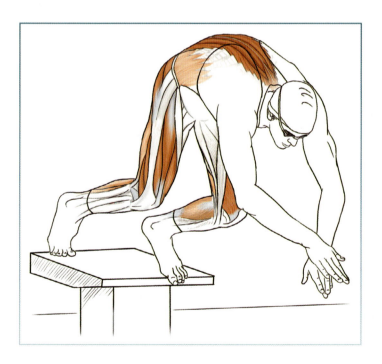

⚠️ **DICA DE SEGURANÇA** Por causa da complexidade deste exercício, nadadores jovens não devem executá-lo.

▶ **TREINAMENTO CORPORAL GLOBAL**

Salto sobre a caixa

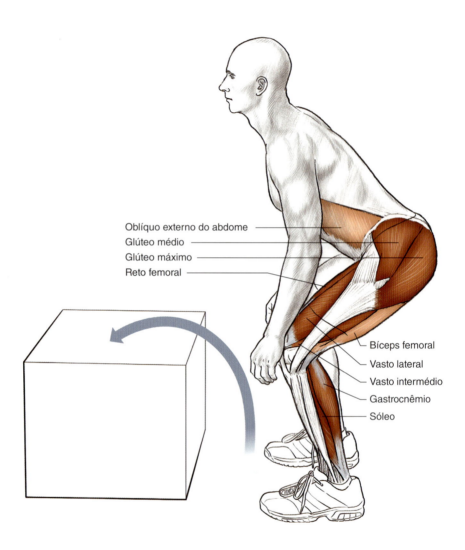

Execução

1. Fique ereto a cerca de 15 a 20 cm em frente a uma caixa pliométrica e abaixe até um quarto de agachamento.
2. Salte para cima da caixa, aterrissando com os pés exatamente abaixo de você e com os joelhos levemente flexionados.
3. Complete o movimento ficando totalmente ereto sobre a caixa.
4. Desça da caixa devagar e com cuidado.

TREINAMENTO CORPORAL GLOBAL

Músculos envolvidos

Primários: reto femoral, vasto medial, vasto intermédio, vasto lateral, glúteo máximo, glúteo médio, gastrocnêmio, sóleo

Secundários: bíceps femoral, semitendíneo, semimembranáceo, oblíquo externo do abdome, oblíquo interno do abdome, transverso do abdome, eretor da espinha

Enfoque na natação

Saltos sobre a caixa são exercícios valiosos para desenvolver velocidade e força nos membros inferiores e aumentar sua capacidade de executar movimentos explosivos ao realizar a saída a partir do bloco e após as viradas. Este exercício tem duas vantagens principais em relação ao salto comum no solo: (1) a altura da caixa serve como objetivo motivacional e (2) a aterrissagem sobre a caixa reduz o estresse aplicado aos membros inferiores. O salto sobre a caixa também é um ótimo exercício para aprender como usar os membros superiores para aumentar a altura do salto, o que pode ser aplicado ao aumento da distância e da velocidade de saída a partir do bloco. Você pode aumentar a altura do salto balançando os membros superiores com ímpeto no início do salto.

Duas falhas comuns associadas ao exercício são aproximar os membros inferiores do tórax em vez de estendê-los completamente durante o salto e não manter o tórax levantado.

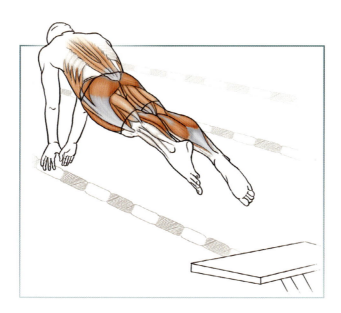

⚠️ **DICA DE SEGURANÇA** Para evitar sobrecarregar o membro inferior, desça suavemente da caixa em vez de pular.

▶ TREINAMENTO CORPORAL GLOBAL

Levantamento diagonal com cabo

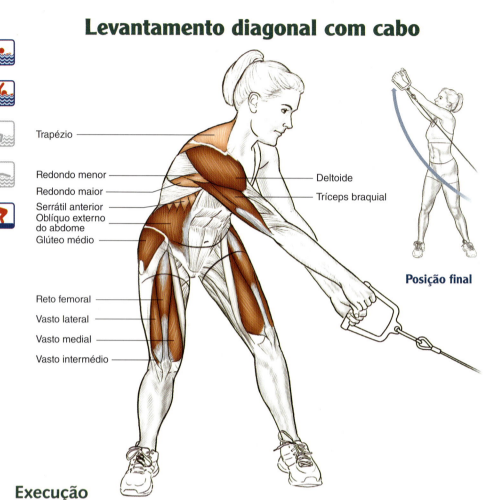

Execução

1. Fique ereto, posicionado a 60 cm e de lado para um aparelho com polia baixa. Afaste os pés na largura dos ombros.
2. Realize um semiagachamento segurando o estribo com as duas mãos.
3. Em um movimento simultâneo, estenda os membros inferiores e puxe o estribo, descrevendo um movimento arqueado até acima do ombro oposto.
4. Retorne lentamente à posição inicial.

Músculos envolvidos

Primários: reto femoral, vasto medial, vasto intermédio, vasto lateral, glúteo máximo, glúteo médio, eretor da espinha, oblíquo externo do abdome, oblíquo interno do abdome, parte clavicular do deltoide, parte acromial do deltoide, parte espinal do deltoide, tríceps braquial

Secundários: bíceps femoral, semitendíneo, semimembranáceo, serrátil anterior, trapézio, redondo maior, redondo menor, supraespinal, romboide maior, romboide menor

TREINAMENTO CORPORAL GLOBAL ◄

Enfoque na natação

O componente do exercício que ultrapassa o nível da cabeça ajuda os nadadores, particularmente os de Costas, a desenvolver confiança e força ao iniciar a braçada. Os movimentos diagonal e rotacional combinados o tornam um ótimo exercício para fortalecer a musculatura do *core*, ao mesmo tempo em que aumenta a associação entre os membros superiores e inferiores. O componente do membro inferior ajuda todos os nadadores a melhorar sua força durante as saídas e viradas. Os nadadores de Costas, em especial, acharão este exercício no solo bastante útil, pois ele possibilita focar mais na coordenação dos movimentos dos membros superiores e inferiores, de modo semelhante àquele usado para a saída a partir da parede.

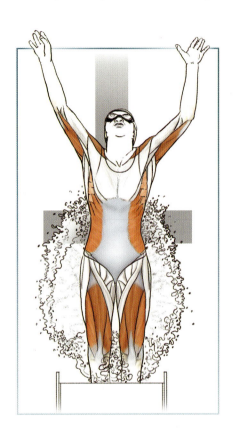

Pode-se exigir mais força dos membros inferiores abaixando-se mais no início do exercício. Como em outros exercícios para membros inferiores, assegure-se de que os joelhos não ultrapassem os dedos dos pés. Para incluir o movimento rotacional do tronco, acompanhe visualmente o trajeto das mãos durante todo o movimento.

Uma boa maneira de introduzir este exercício no treino de nadadores jovens é começar executando-o sem resistência e, posteriormente, utilizar uma *medicine ball* mais leve.

VARIAÇÃO
Levantamento diagonal com *medicine ball*

O uso de uma *medicine ball* como resistência permite a você incluir um componente explosivo no exercício. Ao executar o movimento padrão com uma *medicine ball*, acentue o movimento de projeção superior da bola acima do ombro, concentrando-se em chegar bem alto.

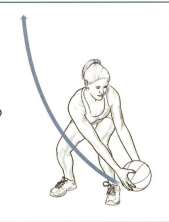

187

ÍNDICE DE EXERCÍCIOS

MEMBROS SUPERIORES

Tríceps com polia alta (variação: tríceps corda) 14

Tríceps coice com haltere (variação: tríceps coice com extensor) 16

Flexão no solo com mãos aproximadas (variação: flexão
no solo com mãos aproximadas sobre a *medicine ball*) 18

Supino com mãos aproximadas 20

Passe com a *medicine ball* próxima ao tórax 22

Tate press 24

Rosca direta 26

Rosca alternada (variação: rosca com extensor) 28

Rosca concentrada 30

OMBROS

Elevação anterior (variação: elevação anterior com extensor) 36

Elevação lateral (variações: elevação lateral com extensor;
elevação lateral com rotação lateral) 38

Exercício T 40

Desenvolvimento sentado com halteres 42

Crucifixo com halteres (tronco inclinado para frente) 44

T, Y, A em decúbito ventral (*blackburn*)
(variação: T, Y, A com bola de estabilidade) 46

Protração de escápula em prancha 48

Mergulho sentado 50

Rotação medial com extensor 52

Rotação lateral com extensor (variações: rotação lateral
com haltere em decúbito lateral; rotação lateral bilateral) 54

Passo de caranguejo 56

Arremesso com uma mão acima da cabeça 58

TÓRAX

Flexão no solo (variações: flexão pliométrica; flexão com joelhos apoiados no solo) 64

Flexão no solo com pés elevados (variação: flexão no solo com pés sobre a bola de estabilidade) 66

Flexão sobre *medicine ball* (variação: flexão escalonada com *medicine ball*) 68

Supino plano com barra (variação: supino plano com halteres)..............70

Supino plano com halteres sobre a bola de estabilidade..............72

Supino inclinado com barra (variação: supino inclinado com halteres) .74

Mergulho (versão para tórax) 76

Arremesso da *medicine ball* para baixo com as duas mãos 78

Exercício de passe e recepção da *medicine ball* com parceiro (em decúbito dorsal) 80

Carrinho de mão..............82

ABDOME

Abdominal sustentado (variação: abdominal sustentado com pés elevados) 88

Assistir TV..............90

Abdominal "V-Up"..............92

Pernada de adejamento (variação: pernada de adejamento em posição alongada) 94

Abdominal na bola de estabilidade (variação: abdominal na bola de estabilidade com rotação do tronco)..............96

Abdominal com corda..............98

Abdominal sustentado sentado na bola de estabilidade..............100

Rotação russa..............102

Machadada ajoelhado..............104

Rolamento em posição de prece na bola de estabilidade..............106

Rotação da parte superior do tronco na bola de estabilidade 108

Canivete na bola de estabilidade (variação: canivete na bola de estabilidade com rotação) 110

DORSO

Tração na barra fixa com mãos supinadas..............116

Tração na barra fixa com mãos pronadas (variação: tração na barra fixa com mãos pronadas mais afastadas)..118

Puxada pela frente (variação: puxada pela frente unilateral) 120

Puxada em pé com membros superiores estendidos 122

Remada sentada com cabo...124
Remada unilateral com tronco inclinado para frente......................126
Zeus em pé...128
Extensão lombar (variação: extensão lombar com rotação)...............130
Extensão na bola de estabilidade..132
Progressão de super-herói em decúbito ventral
sobre a bola de estabilidade...134
Posição alongada em decúbito ventral sobre
a bola de estabilidade..136
Ponte sobre a bola de estabilidade
(variação: ponte unilateral sobre a bola de estabilidade).................138

MEMBROS INFERIORES

Agachamento com barra
(variação: agachamento com barra acima da cabeça).....................146
Afundo com halteres (pé apoiado no banco).................................148
Subida no *step* com halteres (variação: subida no *step* com barra)....150
Avanço (variações: avanço em progressão; avanço diagonal e lateral)..152
Rotação medial do quadril em pé..154
Rotação lateral do quadril em pé..156
Levantamento terra romano (LTR)..158
Flexão de joelhos sobre a bola de estabilidade (variação: flexão
unilateral de joelho sobre a bola de estabilidade)..........................160
Flexão de joelhos...162
Extensão de joelhos...164
Andar lateral arrastado com banda elástica
(variação: andar diagonal arrastado com banda elástica).................166
Adução de coxa em pé..168
Inversão e eversão do pé com banda elástica...............................170

TREINAMENTO CORPORAL GLOBAL

Cortador de grama unilateral...176
Meio-sugado (*burpee*)...178
Salto a partir do bloco em posição alongada (variação: salto
a partir do bloco fora da água em posição alongada)......................180
Saída com banda resistente...182
Salto sobre a caixa..184
Levantamento diagonal com cabo (variação: levantamento
diagonal com *medicine ball*)...186

SOBRE O AUTOR

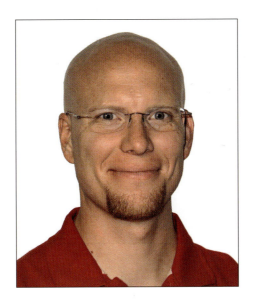

A *USA Swimming*, maior organização de natação do mundo, fez especial recomendação para que Ian McLeod fosse o autor do livro *Anatomia da natação*. McLeod tem vasta experiência no trabalho com atletas de nível internacional, em particular nadadores. Preparador físico e massoterapeuta credenciado, foi membro da equipe médica do time dos Estados Unidos nos Jogos Olímpicos de Pequim (2008). Além disso, trabalhou amplamente como preparador físico em programas de esportes na University of Virginia e na Arizona State University.

McLeod continua bastante envolvido com o sistema de alto desempenho da *USA Swimming*, um grupo de profissionais de saúde voluntários que dão apoio aos nadadores norte-americanos em eventos nacionais e internacionais, e já recebeu a maior honra da organização, o Prêmio Padrão Ouro. Ian McLeod também trabalhou como massoterapeuta para a equipe de natação do Egito nos Jogos Olímpicos de Atenas (2004) e tem fornecido treinamento físico e massagem desportiva para estrelas da natação como Ed Moses, Kaitlin Sandeno, Natalie Coughlin e Jason Lezak.

McLeod reside em Tempe, Arizona, com sua mulher e dois filhos.